GINNASTICA DA UFFICIO:

muoviti verso il benessere

Guida completa sugli esercizi per principianti e professionisti per mantenere la forma, ridurre lo stress, aumentare la produttività e ottimizzare il tuo tempo.

Di Gianluca Ferrero

1

SOMMARIO

CAPITOLO 1: L'importanza del movimento

1.1 Statistiche sull'attività fisica e l'impatto della sedentarietà sulla salute.

Il movimento è un pilastro fondamentale del benessere fisico e mentale, e la sua importanza non può essere sottovalutata, soprattutto nell'era moderna dove la sedentarietà si è fatta strada nelle nostre vite quotidiane. La transizione verso lavori d'ufficio, abbinata a un aumento dell'uso di dispositivi tecnologici, ha contribuito a una vita sempre più statica, sollevando preoccupazioni significative per la salute globale.

La sedentarietà, definita come un basso livello di attività fisica, è stata collegata a numerosi problemi di salute, tra cui l'obesità, il diabete di tipo 2, alcune forme di cancro e malattie cardiovascolari. Le statistiche mostrano una correlazione allarmante tra il tempo trascorso seduti e l'incidenza di queste malattie, sottolineando l'urgenza di adottare uno stile di vita più attivo per mitigare questi rischi.

Non è solo la salute fisica a soffrire a causa della mancanza di movimento; anche la salute mentale è significativamente influenzata. La ricerca ha dimostrato che l'esercizio fisico regolare può avere un impatto positivo sul benessere mentale, riducendo sintomi di ansia e depressione, migliorando l'umore e aumentando l'autostima.

Questi benefici sono attribuibili alla liberazione di endorfine, spesso chiamate ormoni della felicità, durante l'attività fisica, che promuovono una sensazione di benessere e riducono la percezione del dolore.

Inoltre, il movimento gioca un ruolo cruciale nel migliorare la produttività e la creatività. Studi hanno dimostrato che brevi pause attive durante la giornata lavorativa possono aumentare significativamente sia la produttività sia la creatività, fornendo una pausa mentale necessaria che permette al cervello di rigenerarsi e di tornare al lavoro con rinnovato vigore e una prospettiva fresca.

Considerando l'ambiente sedentario tipico dell'ufficio moderno, diventa chiaro che integrare l'attività fisica nella routine quotidiana non è solo desiderabile, ma necessario. La sfida risiede nell'equilibrare le esigenze del lavoro e dello stile di vita con l'importanza del movimento, trovando modi per incorporare l'attività fisica senza che diventi un onere o una fonte di stress aggiuntivo.

In questo contesto, il primo passo per muoversi verso il benessere è prendere coscienza dei pericoli della sedentarietà e riconoscere il valore intrinseco del movimento. Capire le statistiche e i dati che collegano l'inattività a vari problemi di salute può servire come potente catalizzatore per il cambiamento. Tuttavia, è fondamentale approcciare questo cambiamento con una mentalità positiva, vedendo l'attività fisica non come un compito arduo, ma come un'opportunità per migliorare la propria vita in numerosi aspetti.

Concludendo, il punto 1.1 sottolinea non solo l'importanza cruciale del movimento per la salute fisica e mentale, ma anche come la sedentarietà sia diventata un problema pervasivo nella società moderna. Questo contesto fornisce una solida base per il punto successivo, 1.2, dove esploreremo più a fondo i benefici dell'attività fisica regolare, gettando le basi per comprendere perché e come incorporare il movimento nella nostra routine quotidiana possa essere uno degli investimenti più significativi che possiamo fare per il nostro benessere complessivo.

1.2 <u>Benefici dell'attività fisica regolare: fisici, mentali e per la produttività.</u>

Dopo aver compreso l'importanza cruciale del movimento per contrastare gli effetti negativi di uno stile di vita sedentario, è fondamentale esplorare i molteplici benefici che l'attività fisica regolare apporta alla nostra salute fisica, mentale e alla nostra produttività. Questi benefici non solo migliorano la qualità della vita in modo significativo ma possono anche servire da potente motivazione per integrare l'esercizio fisico nella nostra routine quotidiana.

Benefici Fisici
L'attività fisica regolare rafforza il cuore, migliorando la sua efficienza nel pompare il sangue e riducendo il rischio di malattie cardiovascolari. Inoltre, l'esercizio contribuisce al controllo del peso corporeo, essenziale per prevenire l'obesità e le malattie ad essa correlate, come il diabete di tipo 2. La pratica costante dell'esercizio fisico favorisce anche la salute delle ossa e delle articolazioni, aumentando la densità ossea e riducendo il rischio di osteoporosi e artrite. Inoltre, l'attività fisica regolare migliora la composizione corporea, aumentando la massa muscolare e riducendo la massa grassa, il che è fondamentale per un metabolismo efficiente.

Benefici Mentali

Sul fronte psicologico, l'esercizio fisico è un potente antidepressivo naturale. Contribuisce a ridurre i livelli di ansia e depressione grazie alla produzione di endorfine, sostanze chimiche nel cervello che agiscono come analgesici naturali e migliorano l'umore. L'esercizio regolare aiuta anche a migliorare la qualità del sonno, rendendolo più riposante e rigenerante, cruciale per una buona salute mentale e fisica. Inoltre, l'attività fisica può aumentare la fiducia in se stessi e l'immagine corporea, fornendo un senso di realizzazione man mano che si raggiungono gli obiettivi fissati.

Benefici per la Produttività

In termini di impatto sulla produttività, l'esercizio fisico regolare può portare a miglioramenti significativi. Stimola la funzione cerebrale, migliorando la memoria, l'attenzione e le capacità di problem-solving. Questo avviene attraverso l'aumento del flusso sanguigno al cervello e la promozione della crescita di nuove cellule cerebrali. Inoltre, l'esercizio può servire come una pausa mentale dalle attività quotidiane, offrendo l'opportunità di distaccarsi dai problemi e ritornare al lavoro con una nuova prospettiva e rinnovata energia.

Collegamento al Punto Successivo

Questi benefici, sia fisici che mentali, evidenziano il motivo per cui l'attività fisica non dovrebbe essere vista come un optional o un lusso, ma come una componente essenziale del nostro stile di vita per mantenere e migliorare la nostra salute e benessere complessivi. Con questa comprensione, il passo successivo è esaminare la differenza tra movimento ed esercizio e come entrambi contribuiscano a una vita equilibrata e sana. Esplorando questa distinzione nel punto 1.3, si può ampliare la nostra visione dell'attività fisica oltre gli allenamenti programmati, incoraggiando un approccio più olistico e integrato al movimento nella vita quotidiana.

1.3 <u>Differenza tra movimento e esercizio: perché entrambi sono importanti.</u>

Nell'esplorare il benessere complessivo, è cruciale comprendere la distinzione tra movimento ed esercizio, due concetti che, sebbene spesso usati in modo intercambiabile, incarnano approcci diversi alla nostra attività fisica quotidiana. Questa distinzione non solo amplia la nostra percezione dell'attività fisica ma apre anche la porta a un approccio più inclusivo e accessibile al mantenimento della nostra salute.

Differenza tra Movimento ed Esercizio
L'esercizio è una forma di movimento, ma non tutto il movimento è esercizio. L'esercizio si riferisce a un'attività fisica pianificata, strutturata e ripetitiva, il cui obiettivo primario è migliorare o mantenere uno o più aspetti della forma fisica. Includere routine di esercizio nella nostra vita è fondamentale per costruire la forza, aumentare l'endurance, migliorare la flessibilità e ottenere altri benefici specifici per la salute.

D'altro canto, il movimento abbraccia qualsiasi attività che coinvolga il corpo in movimento, dalla camminata alla pulizia della casa, dal giardinaggio all'andare in bicicletta per spostarsi. È l'attività fisica non strutturata che compiamo nella vita di tutti i giorni mentre svolgiamo le nostre normali attività. Questa forma di attività fisica, spesso trascurata, gioca un ruolo cruciale nel contrastare gli effetti negativi di uno stile di vita sedentario.

Importanza del Movimento Quotidiano
Incorporare il movimento nella nostra routine quotidiana può avere impatti significativi sulla nostra salute, comparabili a quelli dell'esercizio programmato. Il movimento frequente, anche di bassa intensità, aiuta a mantenere il metabolismo attivo, contribuisce alla regolazione del peso corporeo e migliora la circolazione sanguigna. Inoltre, può ridurre il rischio di sviluppare malattie croniche, come quelle cardiovascolari e il diabete di tipo 2, migliorando la gestione della glicemia e la salute cardiovascolare nel complesso.

Creare un Equilibrio
Per molti, l'idea di inserire l'esercizio nella propria vita può sembrare scoraggiante, specialmente se si parte da uno stile di vita sedentario o se si hanno limitazioni fisiche. Tuttavia, riconoscere il valore del movimento quotidiano può essere liberatorio. Ogni passo, ogni attività, contribuisce al nostro benessere generale. Questa consapevolezza incoraggia un approccio più flessibile e realizzabile al mantenimento della salute, promuovendo un'integrazione armoniosa dell'attività fisica nella nostra vita, senza la pressione di allenamenti intensi o di lunga durata.

Collegamento al Punto Successivo

Comprendere il valore sia dell'esercizio programmato che del movimento spontaneo ci prepara a esplorare come la mancanza di attività fisica influenzi specificamente il nostro corpo e la nostra mente, in particolare in ambienti sedentari come molti luoghi di lavoro. Nel punto 1.4, approfondiremo gli effetti negativi della sedentarietà, esaminando come la mancanza di movimento influisca non solo sulla nostra salute fisica ma anche sul benessere mentale e sulla produttività. Questa consapevolezza ci spinge a ricercare attivamente strategie per integrare più movimento ed esercizio nella nostra routine quotidiana, sottolineando l'importanza di un approccio proattivo al benessere nel contesto lavorativo moderno.

1.4 Effetti negativi della mancanza di movimento specificamente in ambiente di lavoro.

Avendo esaminato il valore del movimento e la distinzione tra movimento ed esercizio, è fondamentale ora affrontare gli effetti negativi della sedentarietà, specialmente in contesti come l'ufficio, dove le lunghe ore di inattività sono diventate la norma per molti. Questa consapevolezza ci spinge a cercare attivamente soluzioni per incorporare più movimento nella nostra giornata lavorativa, evidenziando l'importanza di adottare un approccio proattivo al benessere in ambienti sedentari.

Gli Effetti della Sedentarietà
La sedentarietà è stata collegata a una vasta gamma di problemi di salute, compreso un aumento del rischio di sviluppare malattie cardiovascolari, diabete di tipo 2, obesità e alcune forme di cancro. Oltre agli effetti fisici, la mancanza di movimento ha un impatto significativo sulla salute mentale, contribuendo a elevati livelli di ansia e depressione, e può ridurre la produttività e la creatività sul posto di lavoro.

Impatto Fisico
Sedersi per periodi prolungati può ridurre la circolazione sanguigna, aumentare la pressione sulle vertebre spinali e causare tensione muscolare, soprattutto nel collo, nelle spalle e nella zona lombare. Questa mancanza di attività fisica può anche portare a

una diminuzione della densità ossea e a un indebolimento muscolare, aumentando il rischio di infortuni e dolori cronici.

Effetti sulla Salute Mentale
Dal punto di vista mentale, la sedentarietà può diminuire i livelli di endorfine, contribuendo a sentimenti di ansia e depressione. La mancanza di movimento riduce anche l'efficacia con cui il sangue e l'ossigeno vengono pompati al cervello, potenzialmente influenzando negativamente la funzione cognitiva, la concentrazione e persino la memoria.

Produttività e Creatività
Sul posto di lavoro, i dipendenti che trascorrono molte ore seduti senza fare pause attive tendono a mostrare una diminuzione della produttività e della creatività. La sedentarietà può portare a una sensazione di affaticamento mentale e fisico, rendendo più difficile mantenere l'attenzione e generare nuove idee.

Verso un Cambiamento Positivo
Riconoscere gli effetti dannosi della sedentarietà è solo il primo passo. Il prossimo implica l'adozione di misure concrete per integrare il movimento nella routine quotidiana, anche in ambienti tradizionalmente sedentari. Questo può includere l'introduzione di scrivanie regolabili in altezza per

alternare la posizione seduta con quella in piedi, l'incoraggiamento di pause attive regolari e la promozione di iniziative di wellness aziendali che incentivino un maggiore livello di attività fisica.

Collegamento al Punto Successivo
Comprendendo gli effetti negativi della sedentarietà, siamo ora pronti a esplorare come possiamo integrare il movimento nella nostra routine quotidiana in modo pratico e realizzabile. Nel punto successivo, 1.5, discuteremo strategie concrete e suggerimenti per fare proprio questo, esplorando modi per superare le barriere all'attività fisica e rendere il movimento una parte naturale e gratificante della nostra vita quotidiana, sia in ufficio che oltre. Questo non solo ci aiuterà a mitigare gli effetti della sedentarietà ma aprirà anche la strada a un benessere più ampio e a una qualità della vita migliorata.

1.5 Introduzione alla filosofia del movimento quotidiano: integrazione nella vita di tutti i giorni.

Avendo esplorato l'importanza del movimento e i rischi associati alla sedentarietà, è essenziale ora concentrarsi su come possiamo incorporare attivamente il movimento nella nostra routine quotidiana. Questa integrazione non solo ci aiuta a contrastare gli effetti negativi dello stile di vita sedentario ma promuove anche un benessere generale, migliorando la nostra salute fisica e mentale e aumentando la produttività.

Integrare il Movimento nella Routine Quotidiana
Il movimento non deve necessariamente significare dedicare ore in palestra; può semplicemente trattarsi di fare piccole modifiche alla nostra giornata lavorativa e al nostro stile di vita per incoraggiare l'attività fisica regolare.

Approcci Pratici al Movimento
Pausa Attiva: Incorporare brevi pause attive durante la giornata lavorativa può fare una grande differenza. Alzarsi dalla scrivania per una breve camminata, fare stretching o praticare esercizi di respirazione può non solo aiutare a migliorare la circolazione e ridurre la tensione muscolare ma anche rinfrescare la mente.

Trasporto Attivo: Scegliere opzioni di trasporto più attive, come camminare o andare in bicicletta al lavoro, può aumentare significativamente i livelli di attività fisica quotidiana, migliorare la salute cardiovascolare e ridurre l'impatto ambientale.

Riunioni Mobili: Quando possibile, sostituire le riunioni sedute con riunioni in movimento. Camminare mentre si discute può stimolare la creatività e la collaborazione, oltre a promuovere il benessere fisico.

Lavoro in Piedi: Utilizzare scrivanie regolabili che permettono di alternare la posizione seduta con quella in piedi può ridurre i rischi associati alla sedentarietà prolungata e migliorare l'energia e la concentrazione.

Esercizi Discreti: Integrare esercizi semplici e discreti, come contrazioni dei glutei o sollevamento delle gambe, mentre si è seduti alla scrivania può contribuire a mantenere attivo il corpo anche durante le ore di lavoro.

Superare le Barriere
Molte persone si sentono sopraffatte all'idea di integrare l'attività fisica nella loro giornata a causa di tempo limitato, mancanza di motivazione o incertezza su dove iniziare. Tuttavia, rendendo il movimento una parte naturale della giornata, piuttosto che un compito aggiuntivo, è possibile superare queste barriere.

Collegamento al Capitolo Successivo

Questi approcci pratici al movimento quotidiano gettano le basi per un cambiamento positivo nel nostro stile di vita, preparandoci a fare il prossimo passo verso un benessere più completo. Nel capitolo successivo, "Preparazione al movimento", esploreremo come sviluppare la mentalità giusta per iniziare e come creare uno spazio adeguato all'esercizio, sia in ufficio che a casa. Questo ci aiuterà a superare le barriere psicologiche e logistiche all'attività fisica, rendendola un'abitudine sostenibile e piacevole. Prepararsi adeguatamente è fondamentale per garantire che il movimento diventi una parte integrante della nostra vita, portando a benefici duraturi per la salute e il benessere complessivo.

CAPITOLO 2: Preparazione al movimento

2.1 La mentalità giusta per iniziare: superare le barriere psicologiche.

Il capitolo precedente ha gettato le basi per comprendere l'importanza del movimento e come integrarlo nella nostra vita quotidiana per contrastare gli effetti negativi della sedentarietà. Ora, è il momento di esaminare come possiamo prepararci mentalmente e fisicamente ad adottare un approccio più attivo, iniziando con lo sviluppare la mentalità giusta. Questo è cruciale perché la nostra prospettiva e atteggiamento nei confronti dell'esercizio influenzano profondamente la nostra capacità di intraprendere e mantenere abitudini di movimento regolari.

Sviluppare la Mentalità Giusta

2.1.1 Riconoscimento dei Benefici

Il primo passo per sviluppare la mentalità giusta è riconoscere e interiorizzare i numerosi benefici dell'attività fisica, non solo per la nostra salute fisica ma anche per il benessere mentale e la produttività. Capire che l'esercizio è un investimento nel nostro futuro può motivarci a fare spazio per l'attività fisica nella nostra vita.

2.1.2 Superare le Barriere Mentali

Spesso, barriere mentali come la mancanza di tempo, la paura del giudizio o il semplice disagio nell'iniziare qualcosa di nuovo possono ostacolare i nostri sforzi. Identificare queste barriere e affrontarle direttamente con strategie specifiche, come la pianificazione anticipata o il ricorso a supporto e incoraggiamento, può aiutarci a superarle.

2.1.3 Stabilire Obiettivi Realistici

Impostare obiettivi SMART (Specifici, Misurabili, Raggiungibili, Rilevanti, Temporizzati) ci consente di tracciare progressi concreti e mantiene alta la motivazione. Gli obiettivi dovrebbero essere adattati al proprio livello di fitness attuale e aspirazioni, assicurando che siano sfidanti ma raggiungibili.

2.1.4 Coltivare la Costanza

La costanza è più importante dell'intensità quando si tratta di sviluppare e mantenere abitudini di movimento. Creare una routine che possiamo seguire regolarmente, anche quando la vita diventa frenetica, ci aiuta a rendere l'attività fisica una parte non negoziabile della nostra giornata.

2.1.5 Adottare un Approccio Olistico

Comprendere che il movimento è solo una parte di un approccio più ampio al benessere che include nutrizione, idratazione, sonno e gestione dello stress ci permette di adottare un approccio olistico alla nostra salute. Questa prospettiva integrata aumenta le probabilità di successo a lungo termine.

Collegamento al Punto Successivo

Con la mentalità giusta, siamo meglio equipaggiati per affrontare le sfide pratiche dell'integrazione dell'esercizio nella nostra vita. Il prossimo passo, esaminato nel punto 2.2, è creare uno spazio adeguato all'esercizio, sia in ufficio che a casa. Questo non solo riguarda l'organizzazione fisica dello spazio ma anche la creazione di un ambiente che ispiri e motivi. Dalla scelta dell'attrezzatura alla configurazione dell'ambiente, ogni aspetto gioca un ruolo chiave nel sostenere la nostra nuova abitudine di movimento. Prepararsi in questo modo, sia mentalmente che fisicamente, è fondamentale per trasformare l'intenzione in azione, muovendoci efficacemente verso il benessere.

2.2 <u>Creare uno spazio adeguato all'esercizio in ufficio o a casa.</u>

Avendo stabilito la mentalità giusta per abbracciare l'importanza dell'attività fisica, il passo successivo per muoversi verso il benessere è creare uno spazio adeguato all'esercizio, sia che si tratti dell'angolo di una stanza in casa o di uno spazio designato in ufficio. Questa preparazione fisica dell'ambiente è essenziale per facilitare un impegno costante nell'attività fisica, rimuovendo ostacoli pratici e massimizzando la convenienza e la motivazione.

Creare uno Spazio Adeguato per l'Esercizio

2.2.1 Definire lo Spazio

Il primo passo nel creare uno spazio adeguato all'esercizio è definire chiaramente l'area destinata all'attività fisica. Anche in spazi ristretti, dedicare una specifica zona all'esercizio può aiutare a stabilire confini mentali che favoriscono la concentrazione e la routine. Questo spazio non deve essere ampio; anche un piccolo angolo può essere sufficiente, purché sia sufficientemente ventilato e libero da distrazioni.

2.2.2 Scegliere l'Attrezzatura

La selezione dell'attrezzatura gioca un ruolo chiave. Per i principianti, è consigliabile iniziare con attrezzi basilari e versatili, come materassini per il fitness, pesi leggeri, bande elastiche e una palla di stabilità. Questi strumenti non solo occupano poco spazio ma offrono anche la flessibilità per una varietà di esercizi che coprono forza, flessibilità e allenamento cardiovascolare.

2.2.3 Organizzazione e Accessibilità

Mantenere lo spazio organizzato e l'attrezzatura facilmente accessibile è fondamentale. Questo non solo rende l'ambiente più accogliente ma riduce anche la resistenza all'idea di iniziare l'allenamento. Sistemi di conservazione semplici, come cesti o ganci a muro, possono tenere l'attrezzatura in ordine e pronta all'uso.

2.2.4 Personalizzazione dello Spazio

La personalizzazione dello spazio di allenamento può aumentare significativamente la motivazione. Elementi come poster motivazionali, una playlist ispiratrice o persino la scelta di un colore di parete energizzante possono creare un'atmosfera che invoglia all'attività fisica. Lo spazio deve essere un luogo che desideriamo frequentare, non solo un'area funzionale.

2.2.5 Sicurezza e Comfort

Infine, garantire la sicurezza e il comfort dello spazio è essenziale. Ciò include avere una pavimentazione adeguata per ridurre il rischio di scivolamenti e cadute, una buona illuminazione per evitare affaticamento degli occhi e una ventilazione adeguata per mantenere l'ambiente fresco e confortevole durante l'esercizio.

Collegamento al Punto Successivo

Con uno spazio adeguatamente preparato, l'attenzione si sposta sull'attrezzatura e sulle risorse necessarie per iniziare. Nel punto 2.3, discuteremo le attrezzature minimali consigliate per iniziare l'esercizio. Questo non solo riguarderà la selezione di attrezzi specifici che massimizzano l'efficacia dell'allenamento in spazi limitati ma anche suggerimenti su come utilizzare ciò che già si possiede per evitare costi inutili. La scelta giusta dell'attrezzatura, abbinata a uno spazio adeguato e a una mentalità positiva, può fare la differenza nel rendere l'attività fisica una parte sostenibile e piacevole della routine quotidiana, portando a miglioramenti significativi nel benessere fisico e mentale.

2.3 <u>Attrezzature minimali consigliate: opzioni low-cost e facilmente reperibili.</u>

Dopo aver definito lo spazio dedicato all'esercizio, è fondamentale considerare attentamente le attrezzature necessarie per avviare un programma di fitness efficace, specialmente per chi è alle prime armi. Questa fase è cruciale per assicurarsi che l'attività fisica non solo sia accessibile ma anche piacevole e priva di ostacoli. La selezione di attrezzature minimali ed essenziali può semplificare notevolmente l'avvio e il mantenimento di una routine di esercizi, consentendo un approccio flessibile e adattabile a qualsiasi ambiente domestico o ufficio.

Attrezzature Minimali Consigliate

2.3.1 Materassino per il Fitness

Un materassino per il fitness è fondamentale per una vasta gamma di attività, dalla yoga e pilates allo stretching e agli esercizi a corpo libero. Offre ammortizzazione e supporto per le articolazioni, rendendo l'esperienza dell'esercizio più confortevole, soprattutto su superfici dure.

2.3.2 Pesi Leggeri e Bande Elastiche

I pesi leggeri sono ideali per introdurre un lavoro di resistenza che aiuta a costruire forza muscolare senza necessità di grandi attrezzature. Le bande elastiche offrono un'alternativa versatile ai pesi, permettendo una varietà di esercizi che possono essere adattati per aumentare o diminuire l'intensità, rendendoli perfetti per ogni livello di fitness.

2.3.3 Palla di Stabilità

Una palla di stabilità è uno strumento eccellente per migliorare l'equilibrio e rafforzare il core. È utilizzata in una varietà di esercizi che vanno dal semplice sedersi (che già attiva i muscoli del core) fino a complessi movimenti di allenamento della forza.

2.3.4 App e Video di Guida

Nell'era digitale, le risorse online possono fungere da attrezzatura virtuale. App di fitness e video di allenamento possono guidare attraverso routine di esercizi, offrendo istruzioni chiare e regimi strutturati senza la necessità di attrezzature costose o complesse. Queste risorse sono particolarmente utili per i principianti, fornendo una varietà di allenamenti che possono essere eseguiti con o senza attrezzature aggiuntive.

2.3.5 Tappetino per Saltare o Corda per Saltare

Per chi desidera incorporare cardio nel proprio regime di allenamento senza dover uscire di casa, un tappetino per saltare o una corda per saltare sono strumenti efficienti per bruciare calorie, migliorare la salute cardiovascolare e aumentare l'agilità.

Collegamento al Punto Successivo

Avere a disposizione attrezzature minimali ed essenziali apre la porta a una routine di esercizi efficace e gratificante. Tuttavia, per massimizzare i benefici dell'attività fisica e prevenire infortuni, è fondamentale imparare a eseguire un riscaldamento adeguato. Nel punto successivo, 2.4, esploreremo l'importanza del riscaldamento, fornendo tecniche specifiche per preparare il corpo all'esercizio. Questo non solo aiuta a migliorare le prestazioni durante l'allenamento ma riduce anche significativamente il rischio di infortuni, assicurando una transizione sicura e efficace dall'attività minima all'esercizio attivo.

2.4 Riscaldamento: esercizi per prevenire infortuni.

Una volta che abbiamo preparato il nostro spazio di allenamento e selezionato le attrezzature essenziali, il passo successivo per incorporare l'attività fisica nella nostra vita è capire e applicare un efficace riscaldamento. Il riscaldamento prepara il corpo all'esercizio, riducendo il rischio di infortuni e migliorando le prestazioni fisiche. Questo aspetto è cruciale per chiunque inizi un programma di fitness, indipendentemente dal livello di esperienza o dall'intensità dell'allenamento previsto.

L'Importanza del Riscaldamento

2.4.1 Incrementare la Circolazione e la Temperatura Corporea

Un riscaldamento efficace aumenta gradualmente la circolazione sanguigna ai muscoli e alza la temperatura corporea. Questo processo migliora l'elasticità muscolare, riducendo così il rischio di strappi e altre lesioni muscolari. Un corpo ben riscaldato è più agile e capace di eseguire movimenti complessi con maggiore facilità.

2.4.2 Preparazione Mentale

Il riscaldamento serve anche a preparare mentalmente per l'esercizio. Questo tempo può essere utilizzato per concentrarsi sugli obiettivi dell'allenamento, visualizzare la routine di esercizi e mentalmente prepararsi all'impegno fisico. Una buona preparazione mentale può migliorare notevolmente la concentrazione e l'efficacia dell'allenamento.

2.4.3 Riduzione del Rischio di Infortuni

Attraverso l'aumento della circolazione sanguigna e dell'elasticità muscolare, il riscaldamento riduce significativamente il rischio di infortuni. Muscoli, legamenti e tendini diventano più flessibili e meno suscettibili a lacrime e altri danni che possono verificarsi quando si esercita su tessuti freddi e rigidi.

2.4.4 Miglioramento delle Prestazioni Fisiche

Un corpo riscaldato funziona con maggiore efficienza. Il riscaldamento aumenta il flusso di ossigeno ai muscoli, migliora la coordinazione e permette una respirazione più controllata. Questi fattori contribuiscono tutti a migliorare le prestazioni fisiche, consentendo di allenarsi a livelli più intensi e per periodi più lunghi.

Tecniche di Riscaldamento

2.4.5 Esercizi di Riscaldamento

Il riscaldamento dovrebbe includere una combinazione di esercizi aerobici leggeri, come camminata veloce, jogging sul posto o saltare la corda, seguiti da stretching dinamico che mira ai principali gruppi muscolari che saranno coinvolti nell'allenamento. Esercizi come squat, affondi o rotazioni del braccio possono aiutare a preparare specifici gruppi muscolari. È importante concentrarsi sulla fluidità del movimento piuttosto che sulla velocità o sull'intensità durante il riscaldamento.

Collegamento al Punto Successivo

Dopo aver eseguito un adeguato riscaldamento e preparato il corpo e la mente all'allenamento, il passo successivo è costruire routine di esercizi realistiche e raggiungibili. Nel punto 2.5, discuteremo come stabilire tali routine, considerando la varietà, l'equilibrio tra i diversi tipi di esercizi e l'importanza di includere sia l'allenamento di forza che quello cardiovascolare. Questo approccio bilanciato non solo aiuta a mantenere l'interesse e la motivazione ma garantisce anche uno sviluppo fisico armonico e la prevenzione di infortuni, contribuendo a una vita attiva e sana.

2.5 <u>Stabilire routine realistiche e raggiungibili.</u>

Dopo aver evidenziato l'importanza di un riscaldamento adeguato, il prossimo passo per intraprendere un percorso di benessere fisico è costruire una routine di esercizi realistica e raggiungibile. Questo aspetto è fondamentale, in quanto una routine ben strutturata non solo aiuta a mantenere alta la motivazione ma garantisce anche che tutti i gruppi muscolari principali vengano lavorati in modo equilibrato, riducendo il rischio di infortuni e migliorando l'efficacia dell'allenamento nel tempo.

Costruire Routine di Esercizi Realistiche e Raggiungibili

2.5.1 Valutazione Iniziale

Prima di definire una routine, è importante fare una valutazione onesta del proprio livello di fitness attuale, degli obiettivi di fitness e delle disponibilità di tempo. Questo aiuta a stabilire un piano di allenamento che sia sfidante ma realistico, evitando la frustrazione o l'esaurimento che può derivare dal tentare di aderire a un programma troppo ambizioso.

2.5.2 Equilibrio tra Tipi di Esercizi

Una routine equilibrata dovrebbe includere esercizi per la forza, la flessibilità e il cardio. Ciò non solo previene la monotonia ma garantisce anche uno sviluppo fisico armonico. Alternare giorni dedicati a diversi tipi di esercizi può aiutare a prevenire l'overtraining e permette ai muscoli di riposarsi e ricostruirsi.

2.5.3 Incremento Graduale dell'Intensità

Per i principianti, è vitale iniziare con intensità moderate e aumentare gradualmente sia la durata sia l'intensità degli allenamenti. Questo approccio permette al corpo di adattarsi agli sforzi fisici senza subire stress eccessivi. Stabilire piccoli incrementi settimanali o mensili può contribuire a misurare i progressi e mantenere alta la motivazione.

2.5.4 Varietà di Esercizi

Incorporare una varietà di esercizi mantiene l'interesse e stimola continuamente il corpo in nuovi modi, prevenendo i plateau di allenamento. La varietà può venire dall'alterazione degli esercizi, dall'introduzione di nuovi attrezzi o dalla modifica dei regimi di ripetizioni e set. La creatività nell'allenamento può trasformare la routine in un'esperienza divertente e gratificante.

2.5.5 Monitoraggio e Adattamento

Tenere traccia dei progressi e essere disposti ad adattare la routine in base ai risultati ottenuti e alle sensazioni fisiche è fondamentale. Ascoltare il proprio corpo e fare aggiustamenti, sia in termini di intensità che di tipologia di esercizi, assicura che l'allenamento rimanga efficace e interessante nel tempo.

Collegamento al Punto Successivo

Con una routine di esercizi ben strutturata in atto, che equilibra i diversi tipi di attività fisica e si adatta progressivamente al miglioramento della forma fisica, il passo successivo è esplorare esercizi specifici che possono essere inclusi nella routine dei principianti. Nel punto 3.1, ci concentreremo sugli esercizi a corpo libero, che sono un ottimo punto di partenza per chi è nuovo all'attività fisica. Questi esercizi non richiedono attrezzature speciali e possono essere eseguiti quasi ovunque, rendendoli ideali per integrare l'attività fisica nella vita quotidiana in modo flessibile e accessibile.

CAPITOLO 3: Esercizi per principianti

3.1 Esercizi a corpo libero: benefici e tecniche di base.

Dopo aver stabilito le basi per una routine di esercizi equilibrata e personalizzata, è tempo di immergersi in esercizi specifici che possono essere incorporati nella vita di chi inizia il proprio percorso verso il benessere fisico. Gli esercizi a corpo libero rappresentano un punto di partenza ideale per i principianti, in quanto non richiedono attrezzature speciali e possono essere adattati facilmente per soddisfare diversi livelli di forma fisica.

Esercizi a Corpo Libero per Principianti

3.1.1 Importanza degli Esercizi a Corpo Libero

Gli esercizi a corpo libero utilizzano il peso del proprio corpo come resistenza, offrendo un modo accessibile e flessibile per costruire forza, migliorare la flessibilità e aumentare la resistenza cardiovascolare. Questi esercizi possono essere eseguiti ovunque, dal soggiorno di casa a un parco, rendendoli particolarmente vantaggiosi per coloro che potrebbero non avere facile accesso a una palestra.

3.1.2 Piegamenti (Push-ups)

I piegamenti sono un esercizio fondamentale che mira a rafforzare petto, spalle, tricipiti e core. Per i principianti, è possibile iniziare eseguendo piegamenti contro un muro o su ginocchia per ridurre il peso corporeo impegnato, progredendo gradualmente verso piegamenti su piedi man mano che la forza aumenta.

3.1.3 Squat

Lo squat è un esercizio completo che colpisce principalmente i muscoli delle gambe, inclusi quadricipiti, glutei e polpacci, oltre a coinvolgere il core per la stabilità. Gli squat sono essenziali per costruire la forza delle gambe e migliorare la mobilità. Per i principianti, è importante concentrarsi sulla tecnica corretta, mantenendo i piedi alla larghezza delle spalle e piegando le ginocchia come se si stesse per sedersi su una sedia invisibile.

3.1.4 Plank

Il plank è un esercizio eccellente per costruire la forza del core, essenziale per la stabilità generale del corpo e per prevenire infortuni. Può essere eseguito in diverse varianti per adattarsi ai principianti, come il plank su ginocchia o il plank laterale, per incrementare gradualmente la difficoltà.

3.1.5 Affondi

Gli affondi sono un altro esercizio potente per le gambe che migliora l'equilibrio, la coordinazione e la forza delle gambe e dei glutei. Per i principianti, eseguire affondi statici con un passo alla volta aiuta a familiarizzare con il movimento prima di passare a versioni più complesse come gli affondi camminati.

Collegamento al Punto Successivo

Integrare questi esercizi a corpo libero nella routine quotidiana è un modo eccellente per i principianti di costruire una base solida di forza e resistenza. Mentre si progredisce e si diventa più a proprio agio con questi esercizi di base, è naturale voler esplorare ulteriori modi per migliorare la flessibilità e ridurre la tensione muscolare. Nel punto successivo, 3.2, ci concentreremo sull'importanza degli esercizi di stretching per aumentare la flessibilità e ridurre la tensione muscolare, fornendo una guida su come questi possono essere incorporati efficacemente nella routine di allenamento per un benessere fisico ottimale.

3.2 Esercizi di stretching per aumentare la flessibilità e ridurre la tensione muscolare.

Dopo aver introdotto gli esercizi a corpo libero come solido punto di partenza per i principianti nel mondo del fitness, è essenziale integrare nella routine anche esercizi di stretching. Questi esercizi sono fondamentali per aumentare la flessibilità, migliorare l'ampiezza di movimento e ridurre la tensione muscolare, elementi che contribuiscono a un benessere fisico complessivo e a una migliore qualità della performance atletica.

L'Importanza degli Esercizi di Stretching

3.2.1 Benefici dello Stretching

Lo stretching regolare porta numerosi benefici, tra cui la riduzione del rischio di infortuni, il miglioramento della flessibilità e dell'ampiezza di movimento, oltre a contribuire alla riduzione dello stress e della tensione muscolare accumulata. Aiuta anche a migliorare la postura, particolarmente importante per coloro che trascorrono molte ore seduti a una scrivania.

3.2.2 Stretching Dinamico vs. Stretching Statico

Lo stretching dinamico, eseguito attraverso movimenti fluidi, è ideale prima di un allenamento per preparare il corpo all'esercizio, aumentando la circolazione sanguigna e la flessibilità nei muscoli che saranno coinvolti. Lo stretching statico, al contrario, è meglio eseguirlo dopo l'allenamento, quando i muscoli sono caldi, per approfondire la flessibilità e rilassare i muscoli tesi.

3.2.3 Esercizi di Stretching per Principianti

Per iniziare, esercizi di stretching come l'inclinazione in avanti per toccare le dita dei piedi, gli stretch del quadricipite tenendo un piede verso il gluteo, o gli stretch per i deltoidi portando un braccio attraverso il corpo, possono aiutare a incrementare la flessibilità generale. Gli esercizi di stretching dovrebbero mirare a tutte le principali aree del corpo, inclusi gambe, schiena, braccia e collo.

3.2.4 Costruire una Routine di Stretching

Incorporare una breve sessione di stretching dinamico di 5-10 minuti prima dell'allenamento e una sessione di stretching statico di 10-15 minuti dopo può equilibrare efficacemente la routine di fitness. È importante respirare profondamente durante lo stretching, rilassando il muscolo mentre si estende per massimizzare i benefici.

3.2.5 Ascoltare il Proprio Corpo

Durante lo stretching, è cruciale ascoltare il proprio corpo e evitare di spingere oltre il punto di leggero disagio. Lo stretching non dovrebbe mai causare dolore. Se si avverte dolore, è segno che si sta spingendo troppo oltre e si rischia di causare danni.

Collegamento al Punto Successivo

Mentre gli esercizi di stretching contribuiscono a migliorare la flessibilità e a ridurre la tensione, costruire forza è un altro pilastro fondamentale del fitness, specialmente per i principianti che stanno lavorando per sviluppare una solida base fisica. Nel punto successivo, 3.3, esploreremo gli esercizi di forza di base, che non solo aiutano a costruire muscoli e bruciare grassi ma anche a migliorare il metabolismo e la salute generale. Questi esercizi di forza, quando combinati con lo stretching e gli esercizi a corpo libero, offrono una strategia olistica per raggiungere e mantenere il benessere fisico.

3.3 <u>Esercizi di forza base: costruire una fondazione solida.</u>

Dopo aver esaminato l'importanza degli esercizi a corpo libero e di stretching per costruire una base di flessibilità e ridurre la tensione muscolare, è essenziale incorporare nella routine degli esercizi di forza. Gli esercizi di forza sono cruciali per sviluppare una muscolatura equilibrata, migliorare la salute delle ossa, aumentare il metabolismo e sostenere una gestione efficace del peso. Sono particolarmente importanti per i principianti, poiché costruire forza può aiutare a prevenire infortuni e migliorare le prestazioni generali in tutte le attività fisiche.

Esercizi di Forza per Principianti

3.3.1 Importanza degli Esercizi di Forza

Gli esercizi di forza non solo aiutano a costruire muscoli, ma migliorano anche la salute cardiovascolare, aumentano la densità ossea e migliorano la capacità del corpo di bruciare calorie a riposo. La forza muscolare è fondamentale per le attività quotidiane, rendendo più facile compiere compiti come sollevare oggetti pesanti, salire le scale e mantenere una buona postura.

3.3.2 Esercizi Base con il Peso del Corpo

Per i principianti, iniziare con esercizi che utilizzano il peso del proprio corpo è un modo efficace per introdurre l'allenamento di forza. Esercizi come piegamenti (push-ups), squat e plank sono accessibili e possono essere eseguiti quasi ovunque, richiedendo minima o nessuna attrezzatura.

3.3.3 Introduzione ai Pesi

Una volta che si è a proprio agio con gli esercizi a corpo libero, l'introduzione di pesi leggeri o bande elastiche può aggiungere resistenza e sfida. Iniziare con pesi leggeri consente di concentrarsi sulla tecnica corretta, evitando infortuni e preparando il corpo per carichi più pesanti in futuro.

3.3.4 Progressione e Varietà

È importante aumentare gradualmente la resistenza e la complessità degli esercizi di forza per continuare a stimolare il miglioramento muscolare. Questo può includere l'aumento del peso, l'aggiunta di nuovi esercizi o la modifica delle routine esistenti per mantenere il corpo sfidato e impegnato.

3.3.5 Monitorare i Progressi

Tenere traccia dei progressi nell'allenamento di forza è fondamentale per la motivazione e l'adattamento della routine. Registrare il peso utilizzato, il numero di ripetizioni e set, e le sensazioni durante e dopo l'allenamento può aiutare a identificare le aree di miglioramento e a regolare l'intensità dell'allenamento di conseguenza.

Collegamento al Punto Successivo

Incorporare con successo gli esercizi di forza nella routine di allenamento dei principianti pone le basi per una salute e un benessere ottimali. Tuttavia, oltre alla forza, è cruciale sviluppare e mantenere tecniche di respirazione efficaci che non solo migliorano la prestazione durante l'esercizio ma contribuiscono anche a gestire lo stress e migliorare la concentrazione. Nel punto successivo, 3.4, esploreremo l'importanza delle tecniche di respirazione nel movimento e nello stress, fornendo strategie per integrare pratiche di respirazione consapevole che possono potenziare sia l'efficacia dell'esercizio fisico sia il benessere mentale.

3.4 <u>Tecniche di respirazione: come il respiro influisce sul movimento e lo stress.</u>

Dopo aver integrato gli esercizi di forza nella routine di fitness, diventa essenziale esplorare e capire l'importanza della respirazione durante l'esercizio. La respirazione gioca un ruolo cruciale non solo nel migliorare la performance fisica ma anche nel ridurre lo stress, elementi fondamentali per un benessere complessivo. Per i principianti, sviluppare una consapevolezza della propria respirazione e imparare a controllarla efficacemente può fare una grande differenza nell'efficacia dell'allenamento e nella capacità di rilassarsi e gestire lo stress quotidiano.

L'Importanza delle Tecniche di Respirazione

3.4.1 Miglioramento della Performance Fisica

Una respirazione profonda e controllata aumenta l'ossigenazione del sangue, permettendo ai muscoli di lavorare più a lungo e più efficacemente. Durante l'esercizio, utilizzare tecniche di respirazione corrette può aiutare a mantenere il ritmo e a ottimizzare l'ingresso di ossigeno, migliorando così le prestazioni e ritardando l'insorgenza della fatica.

3.4.2 Gestione dello Stress e Rilassamento

La respirazione consapevole è una potente tecnica di rilassamento che può ridurre significativamente i livelli di stress e ansia. Esercizi di respirazione come la respirazione diaframmatica o la tecnica del 4-7-8 possono aiutare a calmare la mente, a centrare l'attenzione sul presente e a ridurre la tensione fisica e mentale.

3.4.3 Tecnica di Respirazione Durante l'Esercizio

Per gli esercizi di forza, una regola generale è espirare durante la fase di maggiore sforzo dell'esercizio (ad esempio, quando si solleva un peso) e inspirare durante la fase meno intensa (quando si abbassa il peso). Questa tecnica aiuta a mantenere la pressione sanguigna stabile e supporta il movimento efficace attraverso l'uso corretto dei muscoli del core.

3.4.4 Pratica della Respirazione Consapevole

Dedicare del tempo alla pratica della respirazione consapevole al di fuori degli allenamenti può migliorare significativamente la capacità di utilizzare tecniche di respirazione efficaci durante l'esercizio. La pratica regolare può aiutare a sviluppare una maggiore consapevolezza del proprio corpo e del ritmo respiratorio, facilitando un uso più intuitivo della respirazione durante l'attività fisica.

3.4.5 Benefici a Lungo Termine

Oltre ai benefici immediati per l'esercizio e la riduzione dello stress, sviluppare una pratica regolare di tecniche di respirazione può avere effetti positivi a lungo termine sulla salute, inclusi miglioramenti nella qualità del sonno, nella digestione e nella regolazione emotiva.

Collegamento al Punto Successivo

Mentre le tecniche di respirazione migliorano la performance dell'esercizio e aiutano nella gestione dello stress, il passo successivo nel viaggio verso il benessere complessivo è stabilire un programma di allenamento regolare che includa una varietà di esercizi. Nel punto 3.5, esploreremo come creare un programma di allenamento settimanale per principianti che equilibri efficacemente gli esercizi a corpo libero, gli esercizi di forza e le pratiche di respirazione. Questo programma non solo facilita una progressione fisica costante ma supporta anche il benessere mentale e emotivo, rendendo l'esercizio fisico una parte gratificante e sostenibile della vita quotidiana.

3.5 <u>Programma di allenamento settimanale per principianti.</u>

Avendo compreso l'importanza degli esercizi a corpo libero, di forza, e delle tecniche di respirazione per migliorare sia la performance fisica che la gestione dello stress, è fondamentale per i principianti stabilire un programma di allenamento settimanale equilibrato. Un tale programma non solo aiuta a mantenere la coerenza e la progressione ma anche ad assicurare che tutti gli aspetti del fitness - forza, flessibilità, resistenza, e benessere mentale - siano sviluppati armoniosamente.

Creazione di un Programma di Allenamento Settimanale per Principianti

3.5.1 Strutturazione della Settimana

Una routine settimanale efficace per i principianti potrebbe alternare giorni di esercizi a corpo libero e di forza con giornate dedicate alla flessibilità e al recupero. Ad esempio, si potrebbero dedicare tre giorni alla settimana (lunedì, mercoledì e venerdì) agli esercizi a corpo libero e di forza, mentre i giorni alterni (martedì e giovedì) potrebbero concentrarsi su attività a basso impatto come lo yoga o il pilates, che promuovono la flessibilità e la forza del core.

3.5.2 Importanza del Giorno di Riposo

Includere almeno uno o due giorni di riposo completo nella routine settimanale è cruciale per permettere al corpo di ripararsi e ristabilirsi. Questi giorni non devono necessariamente significare inattività totale; attività come camminate leggere o stretching possono essere benefiche e aiutare a mantenere il corpo in movimento senza sovraccaricarlo.

3.5.3 Varietà degli Esercizi

Variare gli esercizi all'interno della routine settimanale aiuta a prevenire la monotonia e mantiene alta la motivazione. Alternare tra diversi tipi di esercizi a corpo libero, esperimentare con diversi pesi o bande di resistenza, e provare varie forme di yoga o pilates può rendere l'allenamento più stimolante e divertente.

3.5.4 Ascoltare il Proprio Corpo

È fondamentale per i principianti ascoltare i segnali del proprio corpo e adeguare l'intensità dell'allenamento di conseguenza. Se si avvertono dolore o eccessiva fatica, potrebbe essere necessario ridurre l'intensità o concedersi un giorno di riposo aggiuntivo. Allo stesso modo, se ci si sente particolarmente energici e motivati, si può scegliere di intensificare l'allenamento, sempre con cautela.

3.5.5 Monitoraggio dei Progressi

Tenere traccia dei progressi settimanali può essere estremamente gratificante e motivante. Registrare i tipi di esercizi eseguiti, le ripetizioni, i pesi utilizzati, e qualsiasi miglioramento nella flessibilità o nella capacità di eseguire tecniche di respirazione può offrire una visione chiara dei miglioramenti e stimolare a continuare sulla strada del benessere.

Collegamento al Punto Successivo

Con un programma di allenamento settimanale ben strutturato e in atto, il passaggio successivo nel percorso verso il benessere complessivo per i principianti è esplorare l'incremento dell'intensità degli esercizi. Nel punto 4.1, discuteremo come e quando è appropriato aumentare l'intensità dell'allenamento, esaminando strategie per incorporare nuove sfide in modo sicuro ed efficace, senza rischiare infortuni o esaurimento. Questa progressione consapevole assicura che i principianti possano continuare a costruire su una solida base di fitness, promuovendo miglioramenti a lungo termine nella forza, flessibilità e benessere generale.

CAPITOLO 4: Esercizi per professionisti

4.1 <u>Incrementare l'intensità: quando e come farlo.</u>

Man mano che i principianti diventano più a loro agio con la loro routine di allenamento e iniziano a sperimentare miglioramenti nella forza, nella resistenza e nella flessibilità, può sorgere il desiderio di spingersi oltre, cercando di aumentare l'intensità degli esercizi. Questo passaggio è un momento cruciale nel viaggio verso il benessere, segnando la transizione da novizio a un livello intermedio di fitness. Tuttavia, è fondamentale affrontare questo processo con cautela e consapevolezza per massimizzare i benefici e minimizzare i rischi di infortuni.

Incrementare l'Intensità dell'Allenamento per Principianti

4.1.1 Valutazione del Livello di Fitness Attuale

Prima di aumentare l'intensità, è vitale valutare onestamente il proprio livello di fitness attuale e le capacità. Questo comprende considerare quanto si è confortevoli con gli esercizi attuali, se si stanno completando con facilità e senza dolore, e se si è pronti per una maggiore sfida. Questa valutazione può aiutare a determinare quali aree dell'allenamento sono pronte per essere potenziate.

4.1.2 Introduzione Graduale di Nuove Sfide

L'incremento dell'intensità dovrebbe essere graduale. Questo può significare aumentare il numero di ripetizioni per serie, aggiungere ulteriori set agli esercizi esistenti, incrementare il peso utilizzato negli esercizi di forza o integrare nuovi e più complessi movimenti nella routine. È fondamentale dare al corpo il tempo di adattarsi a questi cambiamenti per evitare infortuni.

4.1.3 Diversificazione della Routine

Incorporare nuovi esercizi o varianti degli esercizi esistenti può non solo aumentare l'intensità ma anche mantenere alta la motivazione evitando la monotonia. Questo potrebbe includere la transizione da esercizi a corpo libero a quelli con pesi più pesanti o l'introduzione di esercizi pliometrici per migliorare la potenza e la resistenza.

4.1.4 Ascolto del Corpo e Adeguamento

Mentre si aumenta l'intensità, è imperativo ascoltare il proprio corpo e riconoscere i segnali di sovrallenamento o fatica eccessiva. Se si sperimentano dolore o disagio, è essenziale ridurre l'intensità o prendersi del tempo per riposare. L'adattamento della routine in base alle risposte del proprio corpo assicura una progressione sostenibile e riduce il rischio di infortuni.

4.1.5 Monitoraggio e Valutazione dei Progressi

Tenere traccia dei progressi può essere estremamente utile durante questo processo di incremento dell'intensità. Monitorare i miglioramenti, come l'aumento della forza, miglioramenti nella forma durante l'esecuzione degli esercizi, o la capacità di completare sessioni di allenamento più intense, può fornire feedback preziosi e motivazione per continuare.

Collegamento al Punto Successivo

Incrementare l'intensità dell'allenamento rappresenta un passaggio significativo nel viaggio di fitness di un principiante. Con l'aumento dell'intensità, diventa anche cruciale esplorare e integrare esercizi che utilizzino attrezzi specifici per portare la routine di allenamento al livello successivo. Nel punto 4.2, ci concentreremo sull'uso di piccoli attrezzi, come elastici, kettlebell e altri, che possono aggiungere varietà e sfida agli allenamenti, promuovendo ulteriori miglioramenti nella forza, flessibilità e composizione corporea.

4.2 Esercizi con piccoli attrezzi: elastici, kettlebell, e altro.

Dopo aver affrontato il processo di incremento dell'intensità degli allenamenti, l'introduzione di piccoli attrezzi può rappresentare il prossimo livello di sfida e varietà per chi è pronto a spingersi oltre nei propri obiettivi di fitness. Gli attrezzi come elastici, kettlebell e palle mediche non solo aggiungono resistenza e complessità agli esercizi, ma offrono anche nuove opportunità per stimolare la crescita muscolare, migliorare la flessibilità e incrementare la resistenza cardiovascolare.

Uso di Piccoli Attrezzi negli Allenamenti

4.2.1 Elastici di Resistenza

Gli elastici di resistenza sono strumenti estremamente versatili che possono essere utilizzati per aggiungere resistenza a una varietà di esercizi, da quelli per la parte superiore del corpo a quelli per la parte inferiore. La loro facilità di uso e la portabilità li rendono perfetti per l'allenamento a casa o in viaggio. Esercizi come estensioni del tricipite, curl per bicipiti, squat e affondi possono essere modificati per includere elastici, aumentando così l'intensità e stimolando diversi gruppi muscolari.

4.2.2 Kettlebell

I kettlebell offrono un'opportunità unica di combinare l'allenamento di forza con esercizi cardiovascolari, migliorando l'efficienza dell'allenamento. Movimenti come lo swing del kettlebell, il deadlift e il goblet squat non solo rafforzano i muscoli, ma anche incrementano la frequenza cardiaca, promuovendo un miglioramento del fitness aerobico e della resistenza. La chiave è iniziare con un peso che sia gestibile ma sfidante, e concentrarsi sulla forma corretta per massimizzare l'efficacia e minimizzare il rischio di infortuni.

4.2.3 Palle Mediche

Le palle mediche possono essere utilizzate per aggiungere peso a esercizi come crunch, twist russi, e persino alcuni movimenti di lancio, per lavorare sulla potenza oltre che sulla forza. Questi attrezzi sono eccellenti per migliorare la forza del core e la stabilità generale del corpo, elementi cruciali per un'ottima performance atletica e una buona salute quotidiana.

4.2.4 Progressione e Varietà

L'introduzione di questi attrezzi nella routine di allenamento non solo aumenta l'intensità, ma anche la varietà, mantenendo l'allenamento stimolante e interessante. È importante variare regolarmente gli esercizi e i metodi di allenamento per continuare a sfidare il corpo e promuovere miglioramenti continui nel tempo.

4.2.5 Sicurezza e Tecnica

Mentre si esplorano nuovi attrezzi e si aumenta l'intensità dell'allenamento, la sicurezza e la tecnica corretta devono rimanere una priorità assoluta. È consigliabile, se possibile, consultare un trainer certificato per imparare la forma corretta e le tecniche di sicurezza prima di incorporare questi attrezzi in modo significativo nell'allenamento.

Collegamento al Punto Successivo

L'aggiunta di piccoli attrezzi offre un nuovo livello di sfida e interesse, aiutando a mantenere l'entusiasmo e l'impegno verso il percorso di fitness. Man mano che i principianti diventano più a loro agio con questi attrezzi e vedono miglioramenti nel loro fitness, possono essere pronti a esplorare routine di allenamento più avanzate. Nel punto 4.3, discuteremo come strutturare routine di esercizi a circuito per massimizzare l'efficienza degli allenamenti, combinando forza, cardio e flessibilità in sessioni dinamiche che ottimizzano il tempo trascorso allenandosi e accelerano i progressi verso i propri obiettivi di fitness.

4.3 <u>Routine di esercizi a circuito per massimizzare l'efficienza.</u>

L'integrazione di piccoli attrezzi negli allenamenti porta una nuova dimensione di sfida e varietà nella routine di fitness, preparando il terreno per l'introduzione di routine di allenamento a circuito. Queste routine combinano diversi esercizi eseguiti in sequenza con brevi pause o nessuna pausa tra loro. L'allenamento a circuito è ideale per chi cerca di massimizzare l'efficienza dell'allenamento, migliorare la resistenza cardiovascolare, incrementare la forza e bruciare grassi in modo più efficace.

Strutturazione di Routine di Esercizi a Circuito

4.3.1 Principi dell'Allenamento a Circuito

L'allenamento a circuito si basa su una serie di esercizi selezionati che vengono eseguiti uno dopo l'altro con periodi di riposo minimi. Questa metodologia permette di lavorare su diverse parti del corpo e su diversi aspetti della fitness — forza, resistenza, flessibilità — in un unico allenamento. L'obiettivo è mantenere elevata la frequenza cardiaca, promuovendo un consumo calorico significativo e miglioramenti della resistenza cardiovascolare.

4.3.2 Combinazione di Esercizi

Una routine di circuito efficace combina esercizi che mirano a diversi gruppi muscolari, inclusi esercizi di forza, esercizi a corpo libero, esercizi pliometrici e segmenti di cardio. Ad esempio, un circuito potrebbe includere squat, push-ups, jumping jacks, plank e esercizi con elastici o kettlebell, ognuno dei quali si focalizza su aspetti diversi della fitness.

4.3.3 Tempistica e Ripetizioni

La durata di ogni esercizio in un circuito può variare da 30 secondi a un minuto, con 10-30 secondi di riposo tra un esercizio e l'altro, a seconda dell'intensità desiderata e del livello di fitness individuale. Alternativamente, si possono impostare circuiti basati sul numero di ripetizioni per esercizio piuttosto che sul tempo.

4.3.4 Personalizzazione del Circuito

I circuiti possono essere personalizzati per adattarsi a specifici obiettivi di fitness, livelli di abilità e preferenze personali. Per principianti, è importante iniziare con esercizi meno complessi e con più tempo di riposo, incrementando progressivamente l'intensità e la complessità degli esercizi man mano che la fitness migliora.

4.3.5 Monitoraggio del Progresso

Regolare la composizione del circuito e monitorare le performance nel tempo è essenziale per garantire progressi continui. Ciò include l'aggiustamento della durata degli esercizi, il tempo di riposo, il numero di circuiti completati e la varietà degli esercizi per mantenere l'allenamento stimolante e sfidante.

Collegamento al Punto Successivo

Attraverso l'implementazione di routine di allenamento a circuito, si ottiene una modalità di allenamento che equilibra efficacemente intensità, varietà e sfida, promuovendo miglioramenti sostanziali nella fitness generale. Man mano che gli individui progrediscono e si abituano a questa forma di allenamento, diventa importante considerare come bilanciare il lavoro di forza e la flessibilità per mantenere un corpo ben armonizzato e prevenire infortuni. Nel punto 4.4, esploreremo l'importanza di mantenere un equilibrio tra questi elementi, offrendo strategie per incorporare entrambi in modo che complementino e potenzino l'efficacia dell'allenamento complessivo.

4.4 <u>Bilanciare il lavoro di forza e la flessibilità: l'importanza dell'equilibrio.</u>

All'interno di una routine di fitness ben bilanciata, il giusto equilibrio tra lavoro di forza e flessibilità è fondamentale. Non solo questo equilibrio previene gli infortuni, ma migliora anche le prestazioni generali, la postura e il benessere. Mentre l'allenamento di forza costruisce muscoli robusti e aumenta la densità ossea, gli esercizi di flessibilità, come lo stretching, promuovono un'ampia gamma di movimento e riducono la tensione muscolare. Questa sinergia tra forza e flessibilità è cruciale per un approccio olistico al fitness.

Mantenere l'Equilibrio tra Forza e Flessibilità

4.4.1 Benefici dell'Equilibrio tra Forza e Flessibilità

Un'adeguata flessibilità consente di eseguire movimenti di forza con una maggiore ampiezza di movimento, migliorando la tecnica e riducendo il rischio di infortuni. Muscoli flessibili hanno un minor rischio di diventare sovraccaricati e lesionati durante l'attività fisica. D'altra parte, i muscoli forti supportano e proteggono le articolazioni, migliorando la stabilità e la funzionalità generale del corpo.

4.4.2 Integrazione di Esercizi di Forza e Flessibilità

Una routine di allenamento efficace dovrebbe integrare sia esercizi di forza che di flessibilità in ogni sessione. Ad esempio, dopo un blocco di esercizi di forza, dedicare del tempo a stretching mirati per i muscoli appena lavorati può aiutare a ridurre la tensione e a promuovere il recupero. Questo approccio non solo migliora la flessibilità ma aiuta anche i muscoli a rilassarsi e recuperare dopo l'allenamento.

4.4.3 Esempi di Routine Bilanciate

Una routine bilanciata potrebbe iniziare con un riscaldamento che include stretching dinamico, seguito da un circuito di forza che lavora su diversi gruppi muscolari principali. La sessione potrebbe concludersi con stretching statico o yoga per aumentare la flessibilità e promuovere il rilassamento. Alternare giorni focalizzati più sulla forza con giorni dedicati alla flessibilità o al recupero attivo può anche aiutare a mantenere un buon equilibrio.

4.4.4 Ascolto del Proprio Corpo

Essere consapevoli di come il proprio corpo risponde agli esercizi di forza e flessibilità è fondamentale. Se si avverte costante rigidità o limitazione nei movimenti, potrebbe essere necessario dedicare più tempo agli esercizi di flessibilità. Allo stesso modo, se si percepisce una mancanza di forza o stabilità, potrebbe essere utile intensificare l'allenamento di forza.

4.4.5 Regolazione della Routine in base ai Risultati

Monitorare i progressi e adattare la routine in base ai risultati osservati è essenziale per mantenere un equilibrio tra forza e flessibilità. Questo può includere l'aggiustamento della frequenza, dell'intensità o della varietà degli esercizi per garantire che entrambi gli aspetti del fitness vengano sviluppati in modo armonioso.

Collegamento al Punto Successivo

Mantenere un equilibrio tra forza e flessibilità prepara il terreno per affrontare e superare sfide fisiche con maggiore efficacia e minor rischio di infortuni. Mentre i progressi diventano visibili e la routine di fitness si evolve, è naturale cercare ulteriori modi per mantenere l'interesse e l'impegno. Nel punto 4.5, esploreremo come stabilire sfide e obiettivi settimanali non solo per mantenere alta la motivazione ma anche per continuare a spingere i limiti del proprio potenziale fisico, garantendo che la routine di allenamento rimanga dinamica, stimolante e in linea con i propri obiettivi di benessere a lungo termine.

4.5 Sfide e goal settimanali per mantenere l'interesse.

Alla base di ogni percorso di fitness di successo, c'è la capacità di mantenersi motivati e impegnati, sfidando costantemente sé stessi per raggiungere nuovi traguardi. Stabilire sfide e obiettivi settimanali è un metodo efficace per infondere energia e direzione nel proprio programma di allenamento, garantendo che ogni sessione non solo contribuisca al miglioramento fisico ma anche al senso di realizzazione personale.

Stabilire Sfide e Obiettivi Settimanali

4.5.1 Importanza degli Obiettivi Settimanali

Gli obiettivi settimanali fungono da pietre miliari che guidano il progresso, offrendo motivazioni tangibili e misurabili per ogni fase del percorso di fitness. Questi obiettivi possono variare da miglioramenti nelle prestazioni, come aumentare il numero di ripetizioni per un determinato esercizio, a obiettivi di benessere, come dedicare più tempo allo stretching o alla meditazione.

4.5.2 Sfide di Forza e Resistenza

Per coloro che si concentrano sull'aumento della forza e della resistenza, stabilire obiettivi come completare un certo numero di push-ups o squat in più rispetto alla settimana precedente può essere stimolante. Alternativamente, incrementare gradualmente il peso utilizzato negli esercizi di forza o la durata degli allenamenti cardio offre un percorso chiaro verso il miglioramento.

4.5.3 Obiettivi di Flessibilità

Migliorare la flessibilità è un obiettivo comune, ma spesso trascurato, che può portare significativi benefici al benessere generale e alla performance fisica. Sfide come raggiungere una posizione yoga più profonda o aumentare la durata di tenuta di un stretch sono esempi di come gli obiettivi settimanali possono essere utilizzati per migliorare la flessibilità.

4.5.4 Tracciamento dei Progressi

Documentare i progressi non solo fornisce una testimonianza tangibile dei miglioramenti ma serve anche come fonte di motivazione continua. Utilizzare un diario di allenamento, app di fitness o anche semplici annotazioni su un calendario può aiutare a tenere traccia degli obiettivi raggiunti e di quelli in sospeso, promuovendo un senso di realizzazione e incentivando a spingersi oltre.

4.5.5 Adattabilità e Ricalibrazione

Gli obiettivi settimanali devono essere flessibili; se una certa meta si rivela troppo ambiziosa o poco stimolante, è importante essere disposti a ricalibrarla. Questa adattabilità assicura che gli obiettivi rimangano pertinenti e allineati con il livello attuale di fitness, interessi e priorità di benessere.

Collegamento al Punto Successivo

Attraverso la stabilizzazione di sfide e obiettivi settimanali, si mantiene alta la motivazione e si garantisce un percorso di fitness che è sia dinamico che personalmente gratificante. Mentre si progredisce e si adattano questi obiettivi, diventa altrettanto importante considerare come integrare il movimento nella routine quotidiana al di là degli allenamenti programmati. Nel punto 5.1, esploreremo strategie efficaci per fare proprio questo, sottolineando come piccole modifiche al proprio stile di vita possano contribuire in modo significativo al benessere generale, promuovendo l'attività fisica come un elemento naturale e indispensabile della vita quotidiana.

CAPITOLO 5: Integrare il movimento nella routine quotidiana

5.1 Tecniche per restare attivi durante la giornata lavorativa.

Incorporare il movimento nella routine quotidiana è fondamentale per sostenere e migliorare il benessere fisico e mentale. Questa integrazione aiuta a contrastare gli effetti negativi di uno stile di vita sedentario, promuovendo una salute ottimale e migliorando la qualità della vita. Rendere il movimento una parte naturale e costante della giornata può sembrare una sfida, ma con strategie mirate, può diventare una componente senza sforzo e gratificante della routine quotidiana.

Integrare il Movimento nella Routine Quotidiana

5.1.1 Camminate Quotidiane

Una delle strategie più semplici ed efficaci per aumentare l'attività fisica quotidiana è incorporare camminate regolari. Sia che si tratti di una passeggiata mattutina prima del lavoro, di una camminata durante la pausa pranzo, o di una passeggiata serale, questi momenti possono significativamente contribuire al raggiungimento dell'attività fisica raccomandata. Inoltre, camminare offre benefici mentali, come la riduzione dello stress e l'incremento della creatività.

5.1.2 Uso delle Scale

Scegliere le scale anziché ascensori o scale mobili è un modo semplice per integrare esercizio fisico nella vita quotidiana. Questa abitudine non solo brucia calorie ma rinforza anche gambe e glutei, migliorando la salute cardiovascolare. È un piccolo cambiamento che, se praticato regolarmente, può avere un impatto significativo sulla fitness generale.

5.1.3 Stand-up Workstations

Per chi trascorre molte ore seduto, soprattutto in ufficio, l'uso di una scrivania regolabile che permetta di lavorare in piedi può essere una svolta. Alternare la posizione da seduti a in piedi durante la giornata aiuta a ridurre il rischio di problemi associati alla sedentarietà, come dolori alla schiena e rigidità muscolare, e incoraggia il movimento anche durante le ore lavorative.

5.1.4 Riunioni in Movimento

Convertire riunioni tradizionali in sessioni di brainstorming o meeting mentre si cammina all'aperto può essere un'efficace strategia per incorporare l'attività fisica nel flusso di lavoro. Questo non solo favorisce il movimento ma stimola anche la creatività e l'efficienza, offrendo un cambio di scenario che può ispirare nuove idee.

5.1.5 Esercizi Discreti

Incorporare esercizi discreti durante il giorno, come fare stretching alla scrivania, contrazioni dei glutei mentre si è seduti, o piccoli esercizi di equilibrio mentre si attende al supermercato, può sommarsi a una quantità significativa di attività fisica supplementare senza richiedere un impegno temporale considerevole.

Collegamento al Punto Successivo

Mentre queste strategie dimostrano che l'integrazione del movimento nella routine quotidiana è non solo possibile ma anche vantaggiosa, è importante riconoscere che il benessere non si limita all'attività fisica. Nel punto successivo, 5.2, esploreremo come estendere la nozione di attività fisica al tempo libero e ai fine settimana, promuovendo un approccio olistico al benessere che incoraggi non solo l'esercizio regolare ma anche il recupero attivo, il divertimento e il collegamento sociale attraverso attività fisiche. Questo approccio allargato aiuta a mantenere alta la motivazione e assicura che il movimento rimanga una parte piacevole e sostenibile della vita quotidiana.

5.2 <u>Estendere l'Attività Fisica al Tempo Libero e ai Fine Settimana</u>

Dopo aver integrato il movimento nella routine quotidiana, il passo successivo per mantenere un approccio olistico al benessere è estendere questa pratica al tempo libero e ai fine settimana. L'obiettivo è incoraggiare un equilibrio tra attività fisica, recupero attivo e piacere, promuovendo uno stile di vita attivo che non si limita solo agli impegni settimanali ma si espande in tutte le aree della vita.

Estendere l'Attività Fisica al Tempo Libero e ai Fine Settimana

5.2.1 Attività Ricreative e Sportive

Incorporare attività ricreative e sportive durante il tempo libero e i fine settimana offre un modo divertente e sociale per mantenersi attivi. Che si tratti di unirsi a un club di camminata, partecipare a partite di calcio con amici, fare escursioni, andare in bicicletta o praticare sport acquatici, queste attività non solo migliorano la forma fisica ma anche la salute mentale, grazie alla loro capacità di ridurre lo stress e aumentare il benessere emotivo.

5.2.2 Integrare il Movimento nelle Attività Quotidiane

Anche le attività quotidiane possono diventare opportunità per il movimento. Giardinaggio, pulizie domestiche, ballare mentre si ascolta la musica o giocare all'aperto con i bambini sono modi efficaci per rimanere attivi senza la struttura di un allenamento tradizionale. Questi compiti non solo contribuiscono al benessere fisico ma anche a quello della casa e della famiglia, rafforzando il senso di realizzazione personale.

5.2.3 Viaggi Attivi

Approfittare dei fine settimana e del tempo libero per pianificare viaggi o gite che includano attività fisiche può essere un ottimo modo per esplorare nuovi ambienti mantenendosi attivi. Che si tratti di campeggio, kayak, sci o semplicemente esplorare una nuova città a piedi, queste esperienze arricchiscono la vita e offrono nuove prospettive e sfide fisiche.

5.2.4 Recupero Attivo

È importante riconoscere il valore del recupero attivo e includerlo come parte integrante del proprio stile di vita attivo. Attività come lo yoga, il pilates, o anche semplicemente passeggiate leggere, possono servire come forme di recupero attivo, aiutando il corpo a rigenerarsi e ridurre la possibilità di infortuni, pur mantenendosi in movimento.

5.2.5 Bilanciare l'Attività con il Relax

Mentre l'incoraggiamento all'attività è fondamentale, è altrettanto importante bilanciare queste esperienze con periodi dedicati al relax e al recupero mentale. Tempo trascorso nella natura, lettura, meditazione o hobby tranquilli possono complementare l'attività fisica, assicurando un approccio veramente olistico al benessere.

Collegamento al Punto Successivo

Abbracciare un approccio olistico al benessere, che comprenda attività fisica, recupero attivo e piacere nel tempo libero, crea una base solida per una vita sana e soddisfacente. Nel punto successivo, 5.3, esploreremo l'importanza di integrare una nutrizione adeguata e strategie di idratazione nel contesto di uno stile di vita attivo. Questo non solo supporta l'energia e la performance necessarie per mantenere un alto livello di attività fisica, ma promuove anche la salute generale e il benessere a lungo termine, completando il quadro di uno stile di vita attivo e bilanciato.

5.3 Integrazione nutrizione adeguata e strategie di idratazione

Integrare una nutrizione adeguata e strategie di idratazione nel proprio stile di vita attivo è fondamentale per sostenere l'energia necessaria, migliorare le prestazioni e promuovere il recupero muscolare. Una dieta bilanciata, ricca di nutrienti essenziali, insieme a una corretta idratazione, non solo supporta l'attività fisica ma contribuisce anche a una salute generale ottimale, influenzando positivamente tutti gli aspetti della vita.

Nutrizione e Idratazione per un Stile di Vita Attivo

5.3.1 L'Importanza di una Dieta Bilanciata

Una dieta bilanciata che include una varietà di alimenti fornisce i macro e micronutrienti necessari per supportare l'attività fisica. Le proteine sono essenziali per la riparazione e la costruzione muscolare, i carboidrati forniscono energia per gli allenamenti e le attività quotidiane, mentre i grassi sani contribuiscono all'energia a lungo termine e all'assorbimento delle vitamine. Frutta e verdura, ricche di vitamine, minerali e antiossidanti, aiutano a combattere l'infiammazione e a migliorare la rigenerazione muscolare.

5.3.2 Idratazione e Performance

L'acqua è cruciale per la performance fisica. La disidratazione, anche lieve, può influire negativamente sulla forza, sulla resistenza e sulla concentrazione. È importante bere acqua regolarmente durante il giorno e aumentare l'assunzione prima, durante e dopo gli allenamenti per compensare i liquidi persi attraverso il sudore. L'acqua supporta anche la funzionalità dei muscoli, la regolazione della temperatura corporea e il trasporto dei nutrienti.

5.3.3 Snack Pre e Post Allenamento

Gli snack pre-allenamento dovrebbero fornire energia sufficiente senza appesantire, privilegiando una combinazione di carboidrati e proteine per un rilascio energetico sostenuto. Opzioni come frutta con yogurt o una fetta di pane integrale con burro di arachidi possono essere scelte efficaci. Dopo l'allenamento, è importante reintegrare l'energia e supportare il recupero muscolare con snack che combinano proteine e carboidrati, come un frullato di proteine o uova con toast integrale.

5.3.4 Ascoltare il Proprio Corpo

Ogni individuo reagisce diversamente a vari tipi di alimenti e regimi di idratazione, pertanto è essenziale ascoltare il proprio corpo e adeguare l'assunzione nutrizionale in base alle proprie esigenze e risposte personali. La sperimentazione consapevole può aiutare a determinare la dieta e l'idratazione ottimali per supportare il proprio stile di vita attivo.

5.3.5 Educazione e Consapevolezza Alimentare

Informarsi su nutrizione e idratazione può potenziare le scelte alimentari e le strategie di consumo di liquidi, migliorando l'efficacia dell'attività fisica e il benessere complessivo. Considerare la consultazione con un dietista sportivo o un nutrizionista può offrire approfondimenti personalizzati e piani alimentari su misura.

Collegamento al Punto Successivo

Adottando una dieta bilanciata e strategie di idratazione mirate, si può notevolmente migliorare la qualità della propria vita attiva, sostenendo l'energia per l'esercizio, favorendo il recupero e ottimizzando la salute generale. Nel punto successivo, 5.4, ci concentreremo sul monitoraggio dei progressi e sull'impostazione di obiettivi a lungo termine, esplorando come la misurazione e la valutazione regolare delle prestazioni possano guidare l'adattamento e il miglioramento continuo del regime di allenamento e dello stile di vita, assicurando che l'impegno per il benessere fisico rimanga coerente, motivato e in linea con gli obiettivi personali di salute e fitness.

5.4 <u>Monitoraggio dei progressi.</u>

Il monitoraggio dei progressi e l'impostazione di obiettivi a lungo termine sono componenti essenziali di un percorso di benessere e fitness efficace. Senza una valutazione periodica delle prestazioni e un ricalibramento degli obiettivi, può essere difficile mantenere la motivazione e realizzare miglioramenti significativi. La misurazione regolare dei progressi non solo fornisce feedback prezioso su come si sta evolvendo la propria forma fisica, ma aiuta anche a identificare aree che necessitano di ulteriore attenzione o adattamento.

Monitoraggio dei Progressi e Impostazione di Obiettivi a Lungo Termine

5.4.1 Stabilire Indicatori di Successo Chiari

Gli indicatori di successo dovrebbero essere misurabili, specifici e temporalmente definiti. Che si tratti di migliorare i tempi di corsa, aumentare il peso sollevato durante l'esercizio o ridurre il tempo di recupero dopo l'allenamento, definire indicatori chiari permette di avere punti di riferimento concreti per valutare i progressi.

5.4.2 Uso di Strumenti di Monitoraggio

Tecnologie wearable come smartwatch e fitness tracker, così come app di fitness, possono essere strumenti preziosi nel tracciare l'attività fisica quotidiana, il sonno, la frequenza cardiaca e altri indicatori di salute. Anche tenere un diario di allenamento o un registro alimentare può fornire approfondimenti sulle abitudini quotidiane e su come queste influenzano la performance fisica e il benessere generale.

5.4.3 Revisione e Adattamento degli Obiettivi

I progressi dovrebbero essere rivisti regolarmente, idealmente ogni 3-6 mesi, per valutare se gli obiettivi stabiliti sono stati raggiunti e per stabilire nuove mete. Questo processo di revisione è anche l'occasione per riflettere su ciò che ha funzionato bene, ciò che può essere migliorato e per adattare l'approccio in base a nuove informazioni o cambiamenti nelle circostanze personali.

5.4.4 Celebrare i Successi

Riconoscere e celebrare i successi, indipendentemente dalle loro dimensioni, è fondamentale per mantenere l'entusiasmo e la motivazione. Questo può includere il raggiungimento di un nuovo personale record in un esercizio, il completamento di una sfida di fitness o semplicemente la coerenza nell'attività fisica per un determinato periodo.

5.4.5 Sviluppare una Mentalità Orientata alla Crescita

Adottare una mentalità orientata alla crescita, che vede le sfide come opportunità di apprendimento e miglioramento, è cruciale per il successo a lungo termine. Questa prospettiva incoraggia la resilienza di fronte agli ostacoli e promuove un impegno continuo verso il miglioramento personale, sia nel fitness che nella vita in generale.

Collegamento al Punto Successivo

Attraverso il monitoraggio attento dei progressi e l'impostazione di obiettivi a lungo termine, si crea un ciclo virtuoso di valutazione, apprendimento e miglioramento che sostiene un impegno duraturo per il benessere. Nel punto successivo, 5.5, esploreremo come l'importanza di un approccio integrato al benessere, che combina esercizio fisico, nutrizione, recupero e benessere mentale, possa fornire la base per un cambiamento positivo e sostenibile nello stile di vita, garantendo che l'attenzione al benessere sia completa e onnicomprensiva.

5.5 <u>Basi per cambiare in positivo lo stile di vita.</u>

Adottare un approccio integrato al benessere significa riconoscere che la salute e la fitness non sono solo il risultato dell'esercizio fisico, ma anche di una nutrizione adeguata, di strategie efficaci di recupero e di una solida salute mentale. Questo approccio olistico assicura che tutte le componenti della salute siano bilanciate e supportate, permettendo una vita più piena, attiva e soddisfacente. Integrare questi aspetti nel proprio stile di vita non solo migliora la performance fisica ma promuove anche il benessere mentale e emotivo.

L'Approccio Integrato al Benessere

5.5.1 Equilibrio tra Esercizio Fisico e Nutrizione

La nutrizione gioca un ruolo critico nel sostenere gli sforzi di fitness, fornendo l'energia necessaria per gli allenamenti e i nutrienti per il recupero e la riparazione muscolare. Una dieta bilanciata, ricca di fonti integrali di carboidrati, proteine di alta qualità, grassi salutari, vitamine e minerali, supporta l'esercizio fisico e contribuisce al mantenimento di un peso corporeo sano e a una buona salute generale.

5.5.2 Importanza del Recupero

Il recupero è tanto importante quanto l'esercizio stesso per il progresso e la prevenzione degli infortuni. Pratiche di recupero come un sonno di qualità, stretching, yoga, massaggi e tecniche di rilassamento aiutano il corpo a rigenerarsi e a prepararsi per future sessioni di allenamento. Integrare regolarmente queste pratiche nella routine può migliorare significativamente la performance e la resilienza.

5.5.3 Salute Mentale e Benessere Emotivo

La salute mentale e il benessere emotivo sono essenziali per un approccio olistico alla vita. Tecniche di riduzione dello stress come la meditazione, la mindfulness e il tempo trascorso nella natura possono migliorare la qualità della vita e la capacità di gestire lo stress quotidiano. Promuovere la salute mentale è fondamentale per mantenere la motivazione, superare le sfide e raggiungere gli obiettivi di fitness.

5.5.4 Connessione Sociale

La connessione sociale è un altro pilastro del benessere olistico. Partecipare a gruppi di fitness, classi o eventi sportivi non solo fornisce supporto e motivazione ma arricchisce anche la vita sociale e aumenta il senso di appartenenza. Le relazioni positive sono fondamentali per il benessere mentale e possono influenzare positivamente la motivazione verso uno stile di vita attivo e salutare.

5.5.5 Adattabilità e Flessibilità

Adottare un approccio flessibile al benessere permette di adattarsi ai cambiamenti della vita e di mantenere un impegno a lungo termine verso la salute. Essere aperti ad aggiustare la routine di fitness, la dieta, e le pratiche di recupero in base alle esigenze attuali può aiutare a mantenere il benessere anche di fronte a sfide e cambiamenti.

Collegamento al Punto Successivo

Un approccio integrato e olistico al benessere enfatizza l'importanza di un equilibrio tra vari aspetti della salute. Nel punto successivo, 6.1, esploreremo come oltre l'ambito dell'esercizio fisico e della nutrizione, l'attenzione alla salute mentale e alle relazioni sociali sia essenziale per il benessere complessivo. Questa comprensione approfondita del benessere come concetto multidimensionale fornisce le basi per strategie di vita durature che sostengono non solo la fitness fisica, ma anche la felicità e la soddisfazione nella vita quotidiana.

CAPITOLO 6: Oltre l'esercizio

6.1 Oltre l'Esercizio: Salute Mentale e Connessioni Sociali

Nel cammino verso un benessere complessivo, è fondamentale estendere la propria attenzione oltre gli aspetti fisici dell'esercizio e della nutrizione per abbracciare la salute mentale e le relazioni sociali. Queste componenti sono intrinsecamente collegate alla nostra capacità di vivere una vita piena e soddisfacente, influenzando direttamente il nostro benessere fisico, la nostra resilienza allo stress, e la nostra motivazione verso uno stile di vita attivo e salutare.

6.1.1 Salute Mentale come Pilastro del Benessere

La salute mentale è fondamentale per il benessere complessivo e la qualità della vita. Disturbi come l'ansia e la depressione possono avere un impatto significativo sulla capacità di mantenere uno stile di vita attivo e di prendersi cura della propria salute fisica. Tecniche di mindfulness, meditazione, e terapie comportamentali possono offrire strumenti efficaci per migliorare la salute mentale, ridurre lo stress e aumentare la consapevolezza e la presenza mentale nelle attività quotidiane.

6.1.2 L'Importanza delle Relazioni Sociali

Le relazioni sociali giocano un ruolo cruciale nel sostegno al benessere. Essere parte di una comunità o avere un solido sistema di supporto può fornire motivazione, ispirazione e un senso di appartenenza. Le attività sociali, come partecipare a gruppi sportivi, classi di fitness di gruppo, o anche semplici incontri con amici per attività fisiche, non solo migliorano la salute fisica ma anche quella emotiva, rafforzando il legame tra benessere fisico e sociale.

6.1.3 Gestione dello Stress e Recupero Emotivo

Imparare a gestire efficacemente lo stress attraverso tecniche di rilassamento, hobby, o attività ricreative può avere un impatto profondo sulla salute mentale e fisica. Il recupero emotivo, attraverso pratiche come la scrittura, l'arte o la musica, può offrire vie di espressione e di elaborazione delle emozioni, contribuendo a un senso di pace interiore e resilienza.

6.1.4 Bilanciamento tra Vita Lavorativa e Personale

Un equilibrio sano tra impegni lavorativi e tempo personale è essenziale per prevenire il burnout e mantenere una salute mentale ottimale. Trovare tempo per sé stessi, per il relax, l'esercizio fisico, e per coltivare interessi personali è cruciale per un approccio olistico al benessere.

6.1.5 Riconoscimento e Trattamento dei Disturbi Mentali

Affrontare apertamente temi di salute mentale e cercare supporto quando necessario è fondamentale per il benessere complessivo. La ricerca di aiuto professionale per disturbi mentali o periodi di stress elevato dovrebbe essere vista come un passo proattivo verso il mantenimento della propria salute e felicità.

Collegamento al Punto Successivo

Riconoscere l'importanza della salute mentale e delle relazioni sociali nel contesto del benessere complessivo apre la strada a una comprensione più profonda di cosa significhi vivere bene. Nel punto successivo, 6.2, esploreremo ulteriori strategie per nutrire il benessere mentale e rafforzare le connessioni sociali, sottolineando come queste pratiche contribuiscano a un approccio veramente olistico alla salute e al benessere. Questo approccio integrato enfatizza la connessione tra mente, corpo e comunità come fondamentale per una vita piena e realizzata.

6.2 strategie per nutrire il benessere mentale e rafforzare le connessioni sociali

Nell'ambito di un approccio olistico al benessere, riconoscere e nutrire la salute mentale e le relazioni sociali è tanto importante quanto mantenere un fisico attivo e una dieta equilibrata. Il benessere mentale e le connessioni sociali profonde offrono un supporto inestimabile nel percorso verso una vita piena e realizzata, influenzando positivamente la nostra percezione del mondo e la nostra interazione con esso.

Nutrire il Benessere Mentale e Rafforzare le Connessioni Sociali

6.2.1 Sviluppare Pratiche di Mindfulness

La mindfulness, o consapevolezza, aiuta a coltivare una presenza mentale che migliora la capacità di gestire lo stress e di vivere il momento presente con maggiore apprezzamento. Pratiche quotidiane di mindfulness, come la meditazione, il respiro consapevole o la semplice attenzione durante le attività quotidiane, possono aumentare la consapevolezza interiore e promuovere una sensazione di pace e centratura.

6.2.2 Importanza del Supporto Sociale

Il supporto sociale è un fattore chiave nel promuovere la salute mentale. Mantenere relazioni significative, sia attraverso amicizie che tramite gruppi di comunità, fornisce un senso di appartenenza e supporto. Queste connessioni offrono non solo conforto nei momenti di bisogno ma anche condivisione e gioia nelle celebrazioni, arricchendo la vita quotidiana.

6.2.3 Tecniche di Gestione dello Stress

Strategie efficaci per la gestione dello stress, come l'esercizio fisico, l'hobby creativi, o il tempo trascorso nella natura, possono fare una grande differanza nella salute mentale. Trovare attività che permettano di staccare dalla routine quotidiana e di ricaricare mentalmente è cruciale per mantenere uno stato di benessere.

6.2.4 Promuovere la Salute Emotiva

La salute emotiva può essere nutrita attraverso l'espressione di sé e la comunicazione aperta. Trovare spazi sicuri dove esprimere pensieri e sentimenti, sia tramite conversazioni con amici fidati che attraverso diari personali o espressioni artistiche, aiuta a elaborare le emozioni e a promuovere l'introspezione.

6.2.5 Bilanciare Tecnologia e Connessioni Real-Life

Nell'era digitale, è importante bilanciare l'uso della tecnologia con connessioni real-life. Pur offrendo modi per rimanere in contatto, la dipendenza eccessiva da schermi può isolare e diminuire le opportunità di interazioni significative faccia a faccia. Stabilire limiti sani all'uso della tecnologia può favorire relazioni più profonde e gratificanti.

Collegamento al Punto Successivo

Adottando strategie mirate per migliorare la salute mentale e nutrire le relazioni sociali, si stabilisce una solida base per un benessere olistico che integra mente, corpo e spirito. Nel punto successivo, 6.3, esploreremo come l'estensione di queste pratiche oltre la sfera personale, includendo l'attenzione alla nutrizione e all'idratazione, contribuisce ulteriormente a un benessere complessivo, promuovendo uno stile di vita che valorizza e sostiene ogni aspetto della salute individuale. Questo approccio completo assicura che l'impegno verso il benessere sia sostenuto da una visione completa e integrata, che riconosce l'interconnessione tra tutte le aree della vita.

6.3 <u>Nutrizione: Il pilastro del benessere fisico e mentale</u>

Incorporare attivamente la nutrizione e l'idratazione come elementi centrali di un approccio olistico al benessere è essenziale. Questa integrazione approfondisce la comprensione che il mantenimento della salute non si limita solo a pratiche fisiche o mentali, ma include anche un'attenta considerazione di ciò che nutre il corpo. Una nutrizione ottimale e una corretta idratazione sono cruciali per supportare l'energia, la riparazione e la crescita muscolare, e per migliorare la funzione cognitiva e la stabilità emotiva.

6.3 Nutrizione e Idratazione come Pilastri del Benessere

Nutrizione: Alimentare il Corpo e la Mente

La nutrizione gioca un ruolo chiave nel sostenere le funzioni corporee essenziali e nel promuovere il benessere mentale. Una dieta ricca di una varietà di nutrienti, compresi carboidrati complessi, proteine di alta qualità, grassi insaturi, vitamine, minerali e antiossidanti, può aiutare a ottimizzare la salute fisica e mentale. La scelta di alimenti ricchi di nutrienti supporta il sistema immunitario, favorisce la salute del cervello, aumenta i livelli di energia e migliora l'umore.

La corretta alimentazione può anche influenzare positivamente il ciclo sonno-veglia, migliorando la qualità del sonno. Alimenti che contengono triptofano, magnesio, calcio e vitamina B6 possono promuovere un sonno ristoratore, essenziale per la riparazione muscolare e la chiarezza mentale.

Idratazione: Elemento Vitale per la Performance

L'idratazione è fondamentale per mantenere l'equilibrio dei fluidi corporei, essenziale per la regolazione della temperatura, il trasporto dei nutrienti e la rimozione dei rifiuti. Una corretta idratazione migliora la concentrazione, previene l'affaticamento e sostiene le funzioni cognitive. Bere acqua adeguata prima, durante e dopo l'esercizio fisico non solo sostiene la performance ma aiuta anche nella prevenzione di infortuni e nella gestione del peso.

Le strategie per mantenere una buona idratazione includono bere acqua regolarmente durante il giorno, consumare frutta e verdura ad alto contenuto d'acqua e monitorare i segnali di disidratazione del corpo, come la sete, l'affaticamento e la diminuzione della produzione di urina.

L'Importanza di una Dieta Personalizzata

Riconoscendo che ogni individuo ha esigenze nutrizionali uniche, basate su fattori come età, sesso, livello di attività fisica e condizioni di salute, è importante personalizzare l'approccio nutrizionale. La consultazione con un dietista o un nutrizionista può fornire una guida personalizzata per sviluppare piani alimentari che soddisfino le esigenze individuali, migliorando così i risultati del benessere.

Collegamento al Punto Successivo

Adottando una nutrizione bilanciata e strategie di idratazione mirate, si pone una solida base per un benessere complessivo, che sostiene non solo la performance fisica ma anche la resilienza mentale. Nel punto successivo, 6.4, esploreremo ulteriori dimensioni del benessere, esaminando come il monitoraggio continuo dei progressi e l'adattamento degli obiettivi personali possano guidare miglioramenti sostenuti nel tempo, evidenziando l'importanza di un impegno attivo e consapevole nella propria salute e benessere.

6.4 <u>Monitoraggio Continuo e Adattamento degli Obiettivi</u>

Adottare un approccio olistico al benessere richiede più di semplici modifiche alla dieta e all'esercizio fisico; richiede anche un impegno continuo nel monitorare i propri progressi e nell'adattare gli obiettivi personali in base ai risultati ottenuti e alle esperienze vissute. Questo processo di valutazione e aggiustamento consente di mantenere un percorso di crescita e miglioramento costanti, evidenziando l'importanza di una partecipazione attiva e consapevole alla propria salute e benessere.

Importanza del Monitoraggio dei Progressi

Il monitoraggio dei progressi gioca un ruolo cruciale nel percorso verso il benessere. Fornisce feedback preziosi che possono aiutare a valutare l'efficacia delle strategie attuate, identificare le aree di forza e quelle che necessitano di miglioramento. Che si tratti di tracciare i miglioramenti nella forza fisica, nelle prestazioni cardiovascolari, nella flessibilità, o nel benessere mentale ed emotivo, avere dati concreti su cui riflettere può motivare a continuare a impegnarsi e a cercare nuove strategie per superare gli ostacoli.

Adattamento degli Obiettivi Personalizzati

Con il tempo, gli obiettivi inizialmente stabiliti potrebbero necessitare di essere ricalibrati in base ai cambiamenti nelle circostanze personali, nei livelli di fitness o nelle preferenze. L'adattamento degli obiettivi non è un segno di fallimento, ma piuttosto una parte essenziale del processo di apprendimento e crescita personale. Può comportare l'introduzione di nuove forme di esercizio, la modifica degli schemi alimentari, o l'adozione di nuove tecniche per la gestione dello stress e la salute mentale.

Strumenti per il Monitoraggio

Utilizzare strumenti come app di fitness, diari alimentari, e registri di allenamento può semplificare il processo di monitoraggio, rendendo più facile identificare schemi, progressi e aree che richiedono attenzione. Inoltre, le valutazioni regolari della salute con professionisti possono offrire approfondimenti clinici sui progressi verso il benessere.

Celebrare i Successi e Imparare dagli Ostacoli

Riconoscere e celebrare i successi, anche quelli piccoli, è fondamentale per mantenere alta la motivazione. Allo stesso modo, è importante approcciare gli ostacoli e i fallimenti non come insuccessi, ma come opportunità di apprendimento che possono informare e guidare gli sforzi futuri verso il benessere.

Collegamento al Punto Successivo

Mentre il monitoraggio dei progressi e l'adattamento degli obiettivi sono essenziali per promuovere il miglioramento continuo, è altrettanto importante considerare le strategie per integrare e mantenere il movimento e le pratiche di benessere nella routine quotidiana. Nel punto successivo, 6.5, esploreremo come rendere sostenibili questi impegni per il benessere, assicurando che le pratiche salutari diventino abitudini a lungo termine e parte integrante di uno stile di vita equilibrato, riflettendo l'impegno verso il benessere in tutte le sue dimensioni.

6.5 <u>Integrazione Sostenibile delle Pratiche di Benessere</u>

Mantenere sostenibili le pratiche di benessere nel lungo termine richiede più di una semplice determinazione; necessita di strategie che integrino queste pratiche nella routine quotidiana in modo che diventino abitudini naturali e gestibili. Rendere queste abitudini parte integrante dello stile di vita non solo aiuta a sostenere il benessere fisico e mentale ma promuove anche una visione più armoniosa e bilanciata della salute nel suo complesso.

Creazione di Routine Quotidiane

La chiave per integrare sostenibilmente le pratiche di benessere è incorporarle come elementi fissi della routine quotidiana. Questo può significare stabilire orari specifici per l'esercizio, momenti dedicati alla preparazione di pasti nutrienti, o periodi di quiete per pratiche di mindfulness. Avere una struttura aiuta a trasformare le scelte salutari in abitudini automatiche.

Impostazione di Obiettivi Realistici

Gli obiettivi di benessere devono essere realistici e raggiungibili, tenendo conto del proprio stile di vita, impegni e capacità personali. Obiettivi troppo ambiziosi possono portare a frustrazione e abbandono delle pratiche salutari. Invece, piccoli cambiamenti incrementali sono più gestibili e possono portare a successi duraturi nel tempo.

Supporto Sociale e Comunitario

Il sostegno di amici, familiari o gruppi di supporto può aumentare significativamente le possibilità di mantenere le pratiche di benessere. Condividere le proprie esperienze, sfide e successi crea un senso di responsabilità reciproca e fornisce motivazione aggiuntiva per continuare nel percorso di benessere.

Adattabilità e Flessibilità

La vita è soggetta a cambiamenti, quindi le routine di benessere devono essere flessibili per adattarsi a nuove circostanze. Essere aperti a modificare la propria routine di esercizi, abitudini alimentari o pratiche di mindfulness assicura che il benessere rimanga una priorità, anche quando si verificano cambiamenti nel lavoro, nella vita familiare o nelle condizioni di salute.

Riflessione e Valutazione Continua

Dedicare tempo regolarmente per riflettere sulle proprie pratiche di benessere, valutare cosa sta funzionando e identificare aree per potenziali miglioramenti può rafforzare l'impegno a lungo termine. Questo processo di autovalutazione aiuta a riconoscere i progressi compiuti e ad aggiustare gli obiettivi di conseguenza.

Collegamento al Punto Successivo

Adottando queste strategie per integrare e mantenere le pratiche di benessere nella vita quotidiana, si stabilisce una base solida per un benessere duraturo. Nel punto successivo, 7.1, ci concentreremo sulle considerazioni finali e sulle riflessioni su come questo approccio olistico al benessere possa essere ulteriormente rafforzato e sostenuto, guardando al futuro con una visione chiara e proattiva del proprio percorso di salute e felicità.

CAPITOLO 7: Impegnati oggi, per un domani migliore

7.1 <u>Considerazioni Finali e Riflessioni</u>

Mentre ci avviciniamo alla conclusione di questo percorso verso un benessere olistico, è essenziale riflettere sulle lezioni apprese e su come applicarle in modo proattivo alla nostra vita quotidiana. Un approccio olistico al benessere non si limita a una serie di azioni isolate ma rappresenta un impegno continuo verso lo sviluppo personale, la salute fisica e mentale, e il benessere complessivo. Guardare al futuro con una visione chiara del proprio percorso di salute e felicità richiede sia riflessione che azione.

L'Importanza della Coerenza

La chiave per mantenere e rafforzare il benessere olistico nel tempo è la coerenza. L'impegno regolare nelle pratiche di benessere, sia esso esercizio fisico, nutrizione bilanciata, recupero attivo o cura della salute mentale, genera i migliori risultati. La coerenza non significa rigidità; piuttosto, si tratta di rimanere fedeli ai propri obiettivi di benessere, adattandosi alle sfide e alle opportunità che la vita presenta.

Apprendimento Continuo

Il benessere è un viaggio di apprendimento continuo. Rimane importante restare informati sulle ultime ricerche e tendenze in materia di salute e fitness, esplorare nuove pratiche di benessere e rimanere aperti all'adozione di nuovi approcci che possono arricchire il nostro percorso. Questo impegno nell'apprendimento e nella crescita personale sostiene l'innovazione nel nostro approccio al benessere.

Bilanciamento e Adattabilità

Un approccio olistico al benessere richiede un bilanciamento tra varie dimensioni della salute e la capacità di adattarsi ai cambiamenti della vita. Riconoscere quando è necessario cambiare focus, per esempio, da un'intensa attività fisica al recupero attivo o alla cura della salute mentale, è fondamentale per mantenere un equilibrio sano e sostenibile.

Importanza del Supporto Sociale

Le reti di supporto sociale giocano un ruolo cruciale nel sostenere il benessere a lungo termine. Sia che si tratti di familiari, amici o comunità online, condividere esperienze, successi e sfide rende il percorso verso il benessere meno isolato e più gratificante.

Visione Proattiva del Futuro

Guardare al futuro con una visione proattiva significa stabilire obiettivi a lungo termine che riflettano non solo le aspirazioni di salute e fitness ma anche i valori personali e ciò che rende la vita significativa e soddisfacente. Questa prospettiva olistica consente di navigare il percorso del benessere con intenzione e direzione.

Collegamento al Punto Successivo

Con queste considerazioni finali in mente, il prossimo passo è tradurre la riflessione in azione, implementando strategie concrete per continuare a promuovere il benessere olistico nella vita di tutti i giorni. Nel punto successivo, 7.2, delineeremo i passaggi pratici e le strategie per applicare questa visione olistica, assicurando che il viaggio verso la salute e la felicità non sia solo un obiettivo a lungo termine ma una realtà quotidiana vissuta con gioia e impegno.

<h2 align="center">7.2 <u>Tradurre la Riflessione in Azione</u></h2>

Dopo aver riflettuto sulle considerazioni finali e sull'importanza di un approccio olistico al benessere, è cruciale mettere in pratica questi insegnamenti attraverso strategie concrete e azioni quotidiane. Il passaggio dalla teoria all'azione è fondamentale per trasformare gli obiettivi di benessere in risultati tangibili e sostenibili. Implementare queste strategie richiede dedizione, ma i benefici per la salute fisica, mentale ed emotiva possono essere profondi e duraturi.

Stabilire Routine Quotidiane

Creare e mantenere routine quotidiane ben definite per l'esercizio fisico, l'alimentazione, il recupero e la mindfulness aiuta a rendere il benessere una parte integrante della vita. Iniziare la giornata con la meditazione, dedicare tempo alla preparazione di pasti nutrienti, stabilire sessioni di esercizio regolari e riservare momenti per il rilassamento serale possono creare una struttura di supporto per il benessere.

Obiettivi Piccoli e Gestibili

Invece di puntare a trasformazioni radicali, concentrarsi su obiettivi piccoli e realistici può aumentare significativamente la probabilità di successo a lungo termine. Che si tratti di aumentare il consumo quotidiano di acqua, aggiungere dieci minuti di attività fisica alla giornata o dedicare cinque minuti alla sera per la riflessione, questi piccoli cambiamenti possono accumularsi per produrre effetti significativi.

Utilizzo di Strumenti e Risorse

App di fitness, tracker di attività, diari alimentari e piattaforme di mindfulness possono fornire il supporto e la motivazione necessari per monitorare i progressi e rimanere impegnati. L'utilizzo di queste risorse può semplificare il processo di monitoraggio e offrire feedback immediato e gratificante sui miglioramenti.

Costruire una Comunità di Supporto

Connettersi con altri che condividono obiettivi di benessere simili può offrire un senso di comunità e appartenenza, rendendo il viaggio verso il benessere più piacevole e meno solitario. Che si tratti di partecipare a gruppi di fitness, forum online o semplicemente condividere i propri traguardi con amici e familiari, il supporto sociale è un potente motivatore.

Mantenere la Flessibilità e l'Apertura al Cambiamento

Essere aperti al cambiamento e pronti ad adattare le proprie abitudini e routine in risposta a nuove informazioni, sfide o interessi è vitale per il mantenimento di un approccio olistico al benessere. Questa flessibilità consente di rimanere impegnati nel proprio percorso di benessere, anche quando la vita prende direzioni inaspettate.

Collegamento al Punto Successivo

Adottando queste strategie pratiche per integrare il benessere nella vita quotidiana, si stabilisce un fondamento solido per un approccio olistico alla salute e alla felicità. Nel punto successivo, 7.3, esploreremo come mantenere questo impegno nel tempo, affrontando le sfide comuni e riconoscendo l'importanza della perseveranza, dell'auto-compassione e della capacità di celebrare ogni passo del viaggio verso il benessere, indipendentemente dalla grandezza del passo stesso.

7.3 Mantenimento dell'Impegno nel Tempo

Mantenere un impegno a lungo termine verso il benessere richiede perseveranza, flessibilità e, soprattutto, auto-compassione. Affrontare le sfide e celebrare ogni passo del percorso, indipendentemente dalla sua grandezza, sono elementi chiave per sostenere un approccio olistico al benessere che va oltre le conquiste immediate, abbracciando un impegno duraturo verso la salute e la felicità.

Affrontare le Sfide con Perseveranza

Le sfide sono una parte inevitabile di qualsiasi percorso di benessere. Che si tratti di rallentamenti nei progressi, di periodi di stress o di cambiamenti nelle circostanze di vita, l'importante è affrontare queste sfide con determinazione e flessibilità. La capacità di adattarsi e di trovare nuove strategie per superare gli ostacoli è fondamentale per mantenere un impegno costante nel tempo.

Auto-Compassione come Strumento di Supporto

L'auto-compassione è essenziale quando si navigano le complessità del benessere a lungo termine. Riconoscere che il percorso verso la salute e la felicità non è lineare e permettersi grazia e spazio per apprendere dai fallimenti può trasformare la maniera in cui si affrontano le sfide. Trattarsi con gentilezza e comprensione, piuttosto che con giudizio o autocritica, sostiene la resilienza e promuove un benessere duraturo.

Celebrare Ogni Progresso

Ogni passo compiuto verso gli obiettivi di benessere merita di essere celebrato. Sia che si tratti di miglioramenti nella forza fisica, nella capacità di gestione dello stress, o semplicemente nella coerenza dell'impegno, riconoscere e celebrare questi successi fornisce motivazione e riconoscimento del lavoro svolto. Queste celebrazioni rafforzano il senso di realizzazione e alimentano l'entusiasmo per continuare il percorso.

Creare un Ambiente di Supporto

L'ambiente che ci circonda può avere un impatto significativo sul nostro impegno per il benessere. Creare uno spazio che sostenga gli obiettivi di benessere, che sia attraverso l'organizzazione della propria casa per promuovere uno stile di vita attivo o circondandosi di persone che condividono obiettivi simili, può facilitare la coerenza e la dedizione.

Rinnovamento Continuo degli Obiettivi

Il percorso verso il benessere è dinamico e richiede un rinnovamento continuo degli obiettivi per riflettere il proprio sviluppo personale, i cambiamenti nelle priorità e nelle circostanze di vita. Rivedere e aggiornare regolarmente gli obiettivi mantiene il percorso fresco e rilevante, assicurando che l'impegno per il benessere rimanga allineato con la propria visione di salute e felicità.

Collegamento al Punto Successivo

Sostenere un impegno duraturo verso il benessere richiede più di semplice disciplina; necessita di un approccio olistico che abbraccia la crescita personale, la resilienza e la felicità. Nel punto successivo, 7.4, rifletteremo sulle strategie per incorporare queste lezioni di benessere in modo che informino e arricchiscano ogni aspetto della vita, assicurando che l'approccio al benessere sia non solo sostenuto ma anche profondamente gratificante e trasformativo.

7.4 <u>Trasformare il Benessere in un Approccio di Vita</u>

Incorporare le lezioni apprese dal viaggio verso il benessere in tutti gli aspetti della vita non solo rafforza l'impegno personale verso la salute e la felicità ma promuove anche una visione più profonda e trasformativa del proprio benessere. Questo processo consente di vivere in modo più consapevole, armonioso e appagante, rendendo il benessere una parte intrinseca dell'esistenza quotidiana.

Integrazione Olistica nel Quotidiano

La vera trasformazione avviene quando le pratiche di benessere vengono integrate in modo olistico nel quotidiano, diventando così naturali come respirare. Questo significa che le scelte relative all'alimentazione, all'attività fisica, alla gestione dello stress e alla cura di sé diventano riflessi automatici, guidati da una comprensione profonda delle proprie esigenze e del proprio benessere.

Costruire sulla Consapevolezza

La consapevolezza sviluppata attraverso pratiche come la meditazione e la mindfulness si estende oltre i momenti di pratica formale, influenzando le decisioni quotidiane, dalle scelte alimentari alla reazione allo stress. Questa consapevolezza aumenta la capacità di vivere nel momento presente, migliorando la qualità dell'esperienza di vita e arricchendo le interazioni con gli altri.

Rafforzare le Relazioni

Le lezioni di benessere insegnano l'importanza delle relazioni nella costruzione di una vita equilibrata e appagante. Investire tempo e energia in relazioni significative, sia personali che professionali, non solo arricchisce la propria vita ma sostiene anche il benessere degli altri, creando una rete di supporto reciproco.

Vivere con Intenzione

Adottare un approccio intenzionale alla vita, in cui ogni scelta e azione è allineata con i valori personali e gli obiettivi di benessere, conduce a una maggiore realizzazione e soddisfazione. Questa intenzionalità permette di navigare la vita con direzione e scopo, rendendo ogni giorno un'opportunità per il miglioramento personale e la crescita.

Sostenibilità e Adattabilità

La sostenibilità del benessere nel tempo richiede adattabilità, riconoscendo che le esigenze e le circostanze cambiano. Mantenere un atteggiamento aperto al cambiamento, pronto ad adattare le pratiche di benessere per rimanere in sintonia con le proprie esigenze attuali, è cruciale per un approccio di vita veramente trasformativo.

Collegamento al Punto Successivo

Attraverso la trasformazione del benessere in un approccio di vita, individuiamo un percorso che non solo nutre il corpo e la mente ma arricchisce anche lo spirito e le relazioni. Nel punto successivo, 7.5, esploreremo come continuare a coltivare questo approccio olistico al benessere, assicurando che il viaggio verso la salute e la felicità rimanga dinamico, evolutivo e profondamente gratificante, riflettendo un impegno costante alla crescita personale e al miglioramento.

7.5 **Coltivare un Approccio Olistico al Benessere**

Coltivare un approccio olistico al benessere che sia duraturo e gratificante richiede dedizione, flessibilità e un impegno costante verso la crescita personale. Riconoscendo che il benessere è un viaggio continuo piuttosto che una destinazione, è possibile abbracciare pienamente le opportunità di apprendimento e miglioramento che la vita offre, assicurando così che il percorso verso la salute e la felicità sia evolutivo che profondamente arricchente.

L'Importanza del Continuo Apprendimento

Il campo del benessere è in costante evoluzione, con nuove ricerche che emergono regolarmente e offrono approfondimenti su pratiche ottimali, nutrizione, esercizio fisico e cura della salute mentale. Rimanere informati e aperti a nuove informazioni permette di adattare e affinare continuamente le proprie pratiche di benessere, assicurando che rimangano efficaci e allineate con le ultime conoscenze.

Ascolto e Rispetto del Corpo

Imparare ad ascoltare e rispettare i segnali del proprio corpo è fondamentale per un approccio olistico al benessere. Questo include riconoscere i bisogni di riposo e recupero, distinguere tra fame fisica ed emotiva, e rispondere adeguatamente alle richieste di movimento.

Onorare il corpo con cura e attenzione sostiene non solo la salute fisica ma anche l'equilibrio emotivo e mentale.

Sviluppare la Resilienza

La resilienza è cruciale per navigare le sfide e gli imprevisti che inevitabilmente emergono nel percorso di benessere. Coltivare una mentalità resiliente, che vede le difficoltà come opportunità di crescita e apprendimento, può trasformare l'approccio agli ostacoli e migliorare la capacità di adattamento e recupero di fronte agli intoppi.

Costruire Connessioni Significative

Le relazioni giocano un ruolo chiave nel sostegno al benessere olistico. Investire tempo ed energia in connessioni significative, che offrono sostegno, ispirazione e gioia, arricchisce l'esperienza di vita e promuove un senso di appartenenza e comunità. Queste relazioni, basate su fiducia, rispetto e cura reciproca, sono fondamentali per il benessere emotivo e sociale.

Vivere con Gratitudine e Positività

Adottare un atteggiamento di gratitudine e mantenere una prospettiva positiva può notevolmente influenzare l'esperienza di benessere. Praticare la gratitudine quotidiana, celebrare i successi, grandi e piccoli, e cercare il lato positivo anche nelle sfide aiuta a coltivare una visione di vita ottimista e appagante.

Collegamento al Punto Successivo

Mentre avanziamo nel nostro percorso olistico di benessere, è essenziale ricordare che ogni passo, ogni scelta e ogni giorno contribuisce alla nostra salute e felicità complessive. Nel punto successivo, 8.1, rifletteremo su come mantenere questo approccio al benessere centrato sull'equilibrio e sulla crescita personale, assicurando che ogni aspetto del nostro viaggio sia intenzionale e arricchente, portando a una vita vissuta con pienezza e soddisfazione.

CAPITOLO 8: Equilibrio tra Diverse Dimensioni del Benessere

8.1 <u>Mantenimento dell'Equilibrio e della Crescita nel Benessere</u>

Mantenere un approccio al benessere centrato sull'equilibrio e sulla crescita personale è un processo dinamico che richiede consapevolezza continua, adattabilità e un impegno costante verso la propria salute e felicità. Questo percorso non solo abbraccia le dimensioni fisiche del benessere ma si estende anche alla salute mentale, emotiva e spirituale, riflettendo una comprensione profonda del fatto che il vero benessere è olistico e multisfaccettato.

Il primo passo per mantenere un approccio al benessere equilibrato è riconoscere e valorizzare tutte le sue dimensioni. Questo include dare la stessa importanza alla salute fisica, mentale, emotiva e spirituale, comprendendo come ciascuna di queste aree contribuisca al benessere generale. Creare una routine che includa attività fisiche, pratiche di mindfulness, momenti di connessione sociale e tempo per la riflessione e la gratitudine può aiutare a mantenere questo equilibrio.

Adattabilità di Fronte ai Cambiamenti

La vita è in costante evoluzione, portando cambiamenti sia attesi che imprevisti. Essere capaci di adattarsi a questi cambiamenti, modificando le proprie abitudini e routine di benessere, di conseguenza, è cruciale. Ciò potrebbe significare modificare gli obiettivi di fitness in risposta a una nuova routine lavorativa, trovare nuovi modi per connettersi con gli altri durante periodi di distanza sociale o adottare pratiche di mindfulness per navigare periodi di stress.

Crescita Continua attraverso l'Apprendimento e la Sperimentazione

Il benessere è un viaggio di scoperta continua, dove l'apprendimento e la sperimentazione giocano un ruolo centrale. Esplorare nuove forme di esercizio, adottare diverse tecniche di gestione dello stress, e sperimentare con varietà di alimenti nutrienti possono rivelare nuovi percorsi verso la salute e la felicità. Mantenere una mente aperta e curiosa è essenziale per questa crescita continua.

La Pratica della Gratitudine e del Positivismo

Coltivare quotidianamente la gratitudine e mantenere un atteggiamento positivo sono pratiche potenti per sostenere il benessere a lungo termine. Prendersi il tempo per riflettere su ciò per cui si è grati e cercare il lato positivo anche nelle sfide può trasformare la percezione della vita, promuovendo resilienza e soddisfazione.

Creazione di una Comunità di Supporto

Rafforzare e ampliare la propria rete di supporto, cercando connessioni che nutrano e sostengano il proprio benessere, è fondamentale. Che si tratti di familiari, amici, gruppi di supporto o comunità online, essere circondati da persone che condividono valori e obiettivi simili può offrire incoraggiamento, ispirazione e un senso di appartenenza.

Collegamento al Punto Successivo

Adottando queste strategie per mantenere l'equilibrio e promuovere la crescita nel proprio percorso di benessere, è possibile vivere una vita più ricca e appagante. Nel punto successivo, 8.2, esploreremo come questo approccio olistico al benessere possa essere ulteriormente arricchito e sostenuto attraverso pratiche quotidiane, riflessioni e impegno personale, garantendo così che ogni giorno sia vissuto con intenzionalità e gratitudine, portando avanti il viaggio verso una salute e felicità durature.

8.2 <u>Pratiche Quotidiane, Riflessioni e Impegno Personale</u>

L'approccio olistico al benessere si arricchisce e si sostiene quotidianamente attraverso pratiche intenzionali, riflessioni profonde e un impegno costante verso il miglioramento personale. Implementare queste strategie non solo rafforza il benessere fisico e mentale ma crea anche un senso di soddisfazione e pienezza nella vita, guidando l'individuo verso una salute e felicità durature.

Pratiche Quotidiane per il Benessere

L'adozione di pratiche quotidiane che sostengono il benessere fisico, mentale ed emotivo è essenziale. Questo può includere esercizi di respirazione profonda al mattino per iniziare la giornata con calma, sessioni di attività fisica per stimolare energia e vitalità, momenti dedicati alla nutrizione con pasti bilanciati e nutrienti, e periodi di rilassamento o meditazione per chiudere la giornata con serenità. Integrare queste abitudini nella routine quotidiana garantisce che il benessere sia sempre al centro dell'attenzione.

Riflessione e Crescita Personale

La riflessione quotidiana sulle esperienze vissute, le lezioni apprese e i sentimenti provati permette una maggiore consapevolezza di sé e una crescita personale continua. Tenere un diario, praticare la gratitudine o semplicemente dedicare tempo al pensiero riflessivo può aiutare a valutare i progressi nel percorso di benessere, a riconoscere e superare gli ostacoli e a celebrare i successi, grandi e piccoli.

Impegno Costante nel Miglioramento

Il benessere richiede un impegno costante nel miglioramento personale, che significa essere disposti a mettersi in gioco, a esplorare nuove opportunità per la salute e la felicità e a rimanere impegnati nei propri obiettivi anche di fronte alle sfide. Questo impegno si manifesta nell'essere aperti al cambiamento, nell'adottare nuove abitudini salutari e nel cercare continuamente modi per arricchire la propria vita e quella degli altri.

Integrazione del Benessere nella Comunità

Estendere l'approccio olistico al benessere oltre la sfera personale, contribuendo al benessere della comunità, amplifica il senso di scopo e appartenenza. Partecipare a iniziative di benessere comunitario, promuovere pratiche salutari tra amici e familiari e supportare gli altri nel loro percorso di benessere non solo aiuta a costruire una rete di supporto ma arricchisce anche la propria esperienza di benessere.

Collegamento al Punto Successivo

Adottando queste pratiche quotidiane, riflessioni e impegni personali, l'individuo non solo avanza nel proprio percorso di benessere ma contribuisce anche al benessere collettivo, creando un impatto positivo che va oltre il personale. Nel punto successivo, 8.3, rifletteremo su come mantenere questa mentalità olistica e queste pratiche di benessere nel lungo termine, esplorando strategie per assicurare che il benessere rimanga una priorità in tutte le fasi della vita, sostenendo un'esistenza ricca, appagante e in continua evoluzione.

8.3 <u>Mantenere le Pratiche di Benessere nel Lungo Termine</u>

Mantenere un impegno verso il benessere nel lungo termine richiede più di una semplice dedizione iniziale; necessita di una mentalità flessibile, strategie adattive e una visione che trascenda le circostanze momentanee, abbracciando il benessere come un principio guida di vita. Questo approccio non solo assicura che le pratiche di benessere rimangano una costante priorità, ma promuove anche un'esistenza in continua evoluzione, arricchita da apprendimenti e crescita personali.

Sviluppare una Mentalità Olistica e Adattiva

Una mentalità olistica e adattiva è fondamentale per sostenere il benessere nel lungo termine. Questo approccio richiede di vedere il benessere come un insieme integrato di pratiche che nutrono il corpo, la mente e lo spirito, adattandosi alle mutevoli esigenze e circostanze della vita. Riconoscere che il percorso verso il benessere è dinamico e soggetto a cambiamenti incentiva l'adozione di strategie flessibili che possono essere modificate in base ai nuovi obiettivi, sfide e scoperte personali.

Incorporare il Benessere nelle Decisioni Quotidiane

Il mantenimento delle pratiche di benessere nel tempo implica l'incorporazione di queste abitudini nelle decisioni quotidiane. Questo può significare fare scelte consapevoli riguardo all'alimentazione, all'attività fisica e al tempo dedicato al riposo e al recupero, considerando il benessere in ogni aspetto della giornata. La coerenza nelle piccole decisioni quotidiane costruisce una base solida per il benessere complessivo.

Impegno nella Crescita Personale e Nell'Apprendimento

Un impegno continuo nell'apprendimento e nella crescita personale garantisce che le pratiche di benessere rimangano rilevanti e stimolanti. Esplorare nuove forme di esercizio, tecniche di rilassamento, abitudini alimentari e modi di pensare contribuisce a un approccio fresco e vivace al benessere, evitando la stagnazione e promuovendo un miglioramento continuo.

Creazione di una Rete di Supporto Duratura

Mantenere una rete di supporto di amici, familiari e colleghi che condividono o sostengono i tuoi obiettivi di benessere può offrire incoraggiamento e motivazione nel tempo. La condivisione di esperienze, successi e sfide non solo rafforza le relazioni personali ma anche fornisce una fonte di ispirazione e sostegno reciproco.

Bilanciare Flessibilità e Disciplina

Bilanciare flessibilità e disciplina è cruciale per sostenere il benessere a lungo termine. Mentre la disciplina assicura coerenza e progresso nelle pratiche di benessere, la flessibilità permette di adattarsi ai cambiamenti e alle esigenze individuali, promuovendo un approccio al benessere che è sia sostenibile che gratificante.

Collegamento al Punto Successivo

Adottando queste strategie per mantenere le pratiche di benessere nel lungo termine, ci si impegna in un viaggio di vita che valorizza la salute e la felicità come pilastri fondamentali dell'esistenza. Nel punto successivo, 8.4, rifletteremo sull'importanza di riconoscere e celebrare i traguardi raggiunti nel proprio percorso di benessere, riconoscendo che ogni passo, grande o piccolo, è un contributo significativo alla propria storia di salute e felicità.

8.4 <u>Riconoscere e Celebrare i Traguardi nel Percorso di Benessere</u>

Riconoscere e celebrare i traguardi raggiunti nel percorso di benessere personale è essenziale per rafforzare la motivazione e il senso di realizzazione. Ogni passo verso una maggiore salute e felicità, indipendentemente dalla sua grandezza, rappresenta un progresso significativo che merita di essere onorato. Questa pratica non solo riconosce gli sforzi compiuti ma incoraggia anche un'ulteriore dedizione al percorso di crescita e benessere.

L'Importanza della Celebrazione dei Progressi

Celebrare i progressi nel viaggio verso il benessere serve come promemoria dei traguardi raggiunti e delle sfide superate. Questi momenti di celebrazione possono variare da piccole vittorie quotidiane, come scegliere un pasto salutare o completare una sessione di meditazione, a traguardi più significativi, come raggiungere un obiettivo di fitness o mantenere una nuova abitudine salutare per un periodo prolungato. Riconoscere questi successi fornisce un senso di realizzazione che alimenta la motivazione a proseguire nel percorso.

Riflessione Personale e Gratitudine

Dedicare tempo alla riflessione personale, valutando i progressi e riconoscendo l'impegno profuso, è un aspetto cruciale del processo di celebrazione. Questo può assumere la forma di una riflessione scritta, una meditazione sulla gratitudine o semplicemente un momento di silenzioso apprezzamento. La gratitudine per il proprio corpo, per le proprie capacità e per i progressi compiuti rafforza un rapporto positivo con il benessere e incoraggia una visione più amorevole verso sé stessi.

Condivisione delle Vittorie con Altri

Condividere le proprie vittorie con amici, familiari o una comunità di supporto non solo celebra i progressi ma rafforza anche le connessioni sociali. La condivisione offre opportunità per ricevere supporto, incoraggiamento e, a volte, persino ispirazione per gli altri nel loro viaggio di benessere. Queste condivisioni possono trasformarsi in storie di motivazione e ispirazione all'interno della comunità, creando un ambiente di sostegno e positività collettiva.

Stabilire Nuovi Obiettivi

Dopo aver celebrato i traguardi raggiunti, è importante guardare avanti e stabilire nuovi obiettivi. Questo processo di continuo rinnovamento mantiene vivo l'interesse e la motivazione, spingendo a esplorare nuove sfide e opportunità di crescita. Gli obiettivi futuri dovrebbero essere sia stimolanti che realizzabili, mantenendo un equilibrio tra aspirazione e praticità.

Collegamento al Punto Successivo

Riconoscendo e celebrando i traguardi raggiunti, riflettendo sulla gratitudine e condividendo le vittorie, si rafforza l'impegno nel percorso di benessere e si apre la strada per future aspirazioni. Nel punto successivo, 8.5, rifletteremo sull'importanza di integrare le lezioni apprese e i successi ottenuti in una visione complessiva di vita, considerando come il benessere influenzi e sia influenzato dalle varie sfere dell'esistenza, promuovendo così un approccio veramente olistico alla salute e alla felicità.

8.5 <u>Integrare il Benessere in una Visione Complessiva di Vita</u>

Integrare le lezioni apprese e i successi ottenuti nel percorso di benessere in una visione complessiva di vita significa abbracciare un approccio olistico che riconosce l'interconnessione tra benessere fisico, mentale, emotivo e spirituale e le varie sfere dell'esistenza. Questa comprensione profonda consente di vivere in modo più intenzionale, equilibrato e appagante, promuovendo una salute e felicità durature.

Armonizzare Benessere e Vita Quotidiana

L'obiettivo di integrare il benessere nella vita quotidiana è di armonizzare le pratiche di salute e benessere con gli impegni personali, professionali e sociali. Ciò significa trovare un equilibrio che permetta di nutrire il corpo, la mente e lo spirito senza trascurare le responsabilità e i piaceri della vita. L'adozione di un approccio flessibile, che adatta le pratiche di benessere alle esigenze mutevoli della vita, è fondamentale per mantenere questo equilibrio.

Applicare le Lezioni di Benessere alle Relazioni

Le lezioni apprese nel percorso di benessere possono arricchire significativamente le relazioni interpersonali. La consapevolezza, la compassione e la comunicazione aperta, coltivate attraverso pratiche come la mindfulness e la riflessione personale, possono migliorare la qualità delle interazioni con gli altri. Portare queste qualità nelle relazioni aiuta a costruire connessioni più profonde e significative, rafforzando il sostegno sociale e promuovendo il benessere collettivo.

Riflettere il Benessere nelle Scelte di Vita

Le decisioni riguardanti la carriera, l'educazione, il tempo libero e le priorità personali possono essere influenzate dalle aspirazioni e dai valori legati al benessere. Scegliere percorsi che riflettano un impegno verso la salute e la felicità non solo rende questi obiettivi più raggiungibili ma assicura anche che il benessere sia tessuto nel tessuto della vita quotidiana, diventando una componente inseparabile dell'esistenza personale.

Sostenere il Benessere nelle Comunità

Promuovere il benessere oltre la sfera personale, contribuendo alla salute e alla felicità delle comunità di appartenenza, amplifica l'impatto delle pratiche di benessere. Dall'incoraggiare stili di vita attivi e salutari a supportare iniziative di benessere comunitario, l'investimento nel benessere collettivo non solo migliora la qualità della vita all'interno della comunità ma rafforza anche il senso di appartenenza e scopo personale.

Collegamento al Punto Successivo

Avere integrato il benessere in una visione complessiva della vita prepara il terreno per esplorare ulteriori orizzonti nel percorso di crescita personale e benessere. Nel punto successivo, 9.1, ci concentreremo su come continuare a espandere questa visione olistica, esplorando nuove sfere del benessere e approfondendo la comprensione di come le diverse pratiche di salute e felicità possano essere ulteriormente integrate e arricchite, guidando verso una vita ancor più piena e significativa.

CAPITOLO 9: Nuove sfere del benessere

9.1 **Espandere la Visione Olistica del Benessere**

Espandere la visione olistica del benessere richiede di esplorare nuove sfere del vivere e di approfondire la comprensione di come le diverse pratiche di salute e felicità possano essere integrate in un tessuto coerente di vita. Questo processo di esplorazione e integrazione consente di scoprire nuovi percorsi per il benessere e di arricchire la propria esperienza di vita in modo profondo e significativo.

Il benessere non è limitato alle sole dimensioni fisica e mentale; comprende anche la salute emotiva, spirituale, sociale e ambientale. Esplorare queste dimensioni aggiuntive può offrire nuove prospettive e pratiche che arricchiscono l'esperienza complessiva di benessere. Ad esempio, pratiche spirituali come la meditazione trascendentale, il coinvolgimento in attività sociali che promuovono il benessere collettivo o l'adozione di uno stile di vita più sostenibile possono tutti contribuire a una visione più ampia e profonda del benessere.

Integrazione delle Pratiche di Benessere

L'integrazione efficace delle pratiche di benessere nelle diverse sfere della vita richiede consapevolezza e intenzionalità. Questo può significare adattare l'ambiente domestico e di lavoro per supportare uno stile di vita salutare, incorporare momenti di mindfulness nelle relazioni quotidiane o scegliere attività di tempo libero che nutrano sia il corpo che la mente. L'obiettivo è creare un ecosistema di vita in cui il benessere sia intrinsecamente sostenuto e promosso.

Approfondimento della Comprensione del Benessere

Approfondire la comprensione del benessere comporta un impegno continuo nell'apprendimento e nella riflessione. Ciò può includere la lettura di testi sul benessere, la partecipazione a workshop o conferenze, o l'impegno in discussioni con professionisti del benessere e con individui che condividono un interesse per la salute olistica. Queste attività non solo arricchiscono la conoscenza ma stimolano anche la curiosità e l'apertura a nuove idee e pratiche.

Mantenimento di Una Mentalità Aperta e Curiosa

Mantenere una mentalità aperta e curiosa è fondamentale per espandere la visione olistica del benessere. Essere aperti a esplorare nuove pratiche, sfidare le proprie convinzioni e adattarsi alle scoperte può portare a una più profonda comprensione di ciò che significa vivere bene. La curiosità incoraggia l'esplorazione continua e l'accettazione che il percorso di benessere è un viaggio in evoluzione, ricco di potenziale per la crescita e la scoperta.

Collegamento al Punto Successivo

Approfondendo la comprensione e integrando nuove pratiche di benessere, si apre la strada per un'esplorazione continua delle possibilità infinite che il benessere offre. Nel punto successivo, 9.2, considereremo come mantenere questa traiettoria di crescita e scoperta, assicurando che il viaggio verso il benessere rimanga dinamico, arricchente e in linea con l'evoluzione personale e collettiva verso una vita di salute, felicità e significato.

9.2 <u>Mantenere la Traiettoria di Crescita e Scoperta nel Benessere</u>

Mantenere una traiettoria di crescita e scoperta nel benessere richiede un impegno costante verso l'auto-esplorazione e l'innovazione nelle proprie pratiche di vita. Questo dinamismo non solo arricchisce il percorso personale ma contribuisce anche al benessere collettivo, incoraggiando un ambiente in cui salute, felicità e significato possono fiorire in modo sostenibile.

Impegno Costante nell'Auto-esplorazione

L'auto-esplorazione è fondamentale per comprendere profondamente i propri bisogni, desideri e valori. Questo processo continuo di introspezione permette di identificare quali aspetti del benessere necessitano di maggiore attenzione o adattamento. Attraverso la meditazione, la riflessione giornaliera, e il feedback personale, si può mantenere un dialogo interno che illumina il percorso di crescita personale.

Innovazione nelle Pratiche di Vita

Innovare significa introdurre nuove pratiche e abitudini che sostengono il benessere in modi creativi e personalizzati. Questo può includere l'adozione di tecnologie emergenti per il fitness e la salute, l'esplorazione di nuove discipline corporee o mentali, o l'integrazione di pratiche di sostenibilità ambientale nella vita quotidiana. L'innovazione mantiene il viaggio verso il benessere fresco, stimolante e profondamente personale.

Contributo al Benessere Collettivo

Mantenere una visione olistica del benessere implica riconoscere la propria parte nel benessere collettivo. Contribuire con azioni positive che supportano la salute della comunità e dell'ambiente, come il volontariato, la promozione di pratiche di vita sostenibili, o la condivisione di conoscenze e risorse, arricchisce il proprio percorso di benessere e quello degli altri.

Sostenibilità delle Pratiche di Benessere

La sostenibilità è cruciale per assicurare che le pratiche di benessere possano essere mantenute nel lungo termine. Questo richiede un equilibrio tra aspirazioni personali e risorse disponibili, includendo tempo, energia e capacità finanziarie. Adottare un approccio sostenibile assicura che il benessere rimanga una componente integrata e gestibile della vita quotidiana.

Apertura al Cambiamento e alla Crescita

Infine, mantenere un atteggiamento aperto al cambiamento e alla crescita è essenziale per continuare a esplorare le infinite possibilità del benessere. Accettare che il percorso di benessere sia in costante evoluzione incoraggia l'adattabilità e la resilienza, elementi chiave per navigare le sfide e cogliere le opportunità di apprendimento e miglioramento.

Collegamento al Punto Successivo

Adottando queste strategie per sostenere una continua traiettoria di crescita e scoperta, si apre la strada a un'esistenza arricchita e dinamica. Nel punto successivo, 9.3, rifletteremo su come affrontare le sfide future con fiducia e curiosità, vedendo ogni ostacolo come un'opportunità per approfondire la comprensione del benessere e per contribuire in modo significativo al proprio sviluppo e a quello della comunità più ampia.

9.3 <u>Affrontare le Sfide Future nel Percorso di Benessere</u>

Affrontare le sfide future con fiducia e curiosità richiede una mentalità resiliente e aperta, pronta a vedere ogni ostacolo come un'opportunità per la crescita personale e la scoperta. Questo approccio al benessere, che abbraccia la complessità e l'incertezza della vita, non solo prepara l'individuo a navigare le sfide con grazia ma promuove anche un contributo significativo al benessere della comunità.

Coltivare la Resilienza e la Flessibilità

La capacità di rimbalzare di fronte alle avversità e di adattarsi alle mutevoli circostanze della vita è fondamentale nel mantenere un impegno a lungo termine verso il benessere. La resilienza può essere rafforzata attraverso pratiche di mindfulness, esercizi di riflessione, e il sostegno di una comunità che condivida valori simili. La flessibilità nel pensiero e nell'azione permette di esplorare nuovi percorsi di benessere quando le vie tradizionali sono ostacolate o non più allineate con le proprie esigenze.

Vedere Ogni Ostacolo come un'Opportunità

Adottare una prospettiva che vede le sfide come opportunità per l'apprendimento e la crescita trasforma l'approccio alle difficoltà. Questo atteggiamento incoraggia l'esplorazione di nuove strategie di coping, la sperimentazione con pratiche di benessere innovative, e la ricerca di soluzioni creative ai problemi, arricchendo così l'esperienza complessiva di vita.

Promuovere l'Auto-Cura e il Sostegno Comunitario

Nel confronto con le sfide, è essenziale non trascurare l'importanza dell'auto-cura e del sostegno reciproco. Dedicare tempo a se stessi per il rilassamento, la riflessione e il nutrimento fisico e mentale aiuta a mantenere la forza interiore necessaria per affrontare le difficoltà. Allo stesso tempo, costruire e mantenere reti di sostegno fornisce un senso di appartenenza e sicurezza, essenziale per superare i momenti difficili.

Contributo alla Crescita della Comunità

Le sfide personali possono diventare occasioni per contribuire al benessere collettivo, condividendo lezioni apprese, risorse e supporto. Agire come modello positivo o mentor per altri nel percorso di benessere rafforza il senso di scopo e arricchisce la propria esperienza, creando una comunità più resiliente e supportiva.

Mantenere una Visione a Lungo Termine

Infine, mantenere una visione a lungo termine del benessere aiuta a contestualizzare le sfide come parti di un viaggio più ampio. Riconoscere che ogni esperienza, sia positiva che negativa, contribuisce alla crescita personale e alla comprensione profonda del benessere, guida verso un approccio più equilibrato e soddisfacente alla vita.

Collegamento al Punto Successivo

Adottando questi principi per affrontare le sfide future, si può proseguire nel percorso di benessere con un senso rinnovato di scopo e possibilità. Nel punto successivo, 9.4, esploreremo ulteriormente come continuare ad ampliare i confini del proprio benessere, abbracciando continuamente nuove esperienze, pratiche e conoscenze per arricchire la propria vita e quella della comunità circostante, promuovendo un benessere che è sia personale che collettivamente condiviso.

9.4 **Espandere i Confini del Proprio Benessere**

Esplorare continuamente nuove esperienze, pratiche e conoscenze nel percorso di benessere apre le porte a un mondo di opportunità per arricchire sia la propria vita che quella degli altri. Questa continua ricerca di crescita e scoperta non solo rafforza il legame con il benessere personale ma contribuisce anche alla costruzione di una comunità più consapevole, solidale e vibrante.

Esplorazione di Nuove Pratiche e Discipline

Continuare a sperimentare nuove pratiche e discipline è essenziale per mantenere viva la curiosità e l'entusiasmo nel percorso di benessere. Questo potrebbe includere l'apprendimento di nuove forme di esercizio fisico, l'esplorazione di tecniche di meditazione più avanzate, o l'approfondimento della comprensione di pratiche di guarigione alternative. Ogni nuova pratica offre l'opportunità di scoprire aspetti inaspettati di sé stessi e del mondo circostante.

Coinvolgimento Attivo nella Comunità del Benessere

Partecipare attivamente alla comunità del benessere, sia localmente che online, offre una preziosa opportunità di condivisione di conoscenze, esperienze e risorse. Incontrare persone con interessi simili crea un ambiente di sostegno e ispirazione, in cui è possibile imparare dagli altri e contribuire con le proprie esperienze uniche. Questa connessione con gli altri nutre il senso di appartenenza e di scopo nel percorso di benessere.

Approfondimento della Comprensione del Sé e del Mondo

Continuare a esplorare la propria interiorità e il rapporto con il mondo esterno porta a una maggiore consapevolezza e comprensione. Questo può avvenire attraverso la pratica della mindfulness, la riflessione giornaliera, o l'esplorazione di nuovi interessi e passioni. Approfondire la comprensione del proprio sé e del mondo circostante promuove la crescita personale e facilita la capacità di navigare le sfide con saggezza e compassione.

Condivisione delle Esperienze e delle Risorse

Condividere le proprie esperienze e risorse con gli altri è un atto di generosità che arricchisce sia il donatore che il ricevente. Questo può avvenire attraverso la scrittura di articoli, la partecipazione a gruppi di supporto, o l'organizzazione di eventi di condivisione. La condivisione crea un ciclo positivo di apprendimento e crescita reciproca, contribuendo a costruire una comunità più forte e resiliente.

Visione a Lungo Termine per un Benessere Sostenibile

Infine, mantenere una visione a lungo termine per il proprio benessere aiuta a mantenere la motivazione e la coerenza nel percorso di crescita personale. Riconoscere che il benessere è un viaggio continuo, caratterizzato da alti e bassi, consente di adattare le proprie pratiche e obiettivi nel corso del tempo, garantendo una sostenibilità a lungo termine nel perseguire una vita di salute, felicità e significato.

Collegamento al Punto Successivo

Attraverso la continua espansione dei confini del proprio benessere e l'impegno attivo nella condivisione e nella collaborazione con gli altri, si alimenta un movimento di crescita e trasformazione che si estende oltre i confini individuali. Nel prossimo e ultimo capitolo, 9.5, concluderemo il nostro viaggio riflettendo sull'importanza di integrare le lezioni apprese e le pratiche acquisite nel tessuto stesso della nostra vita quotidiana, rendendo il benessere una parte intrinseca e vitale del nostro essere.

9.5 Integrare il Benessere nella Vita Quotidiana

Incorporare le Pratiche di Benessere nella Routine

Integrare il benessere nella vita quotidiana richiede un impegno consapevole nel rendere le pratiche di cura di sé parte integrante della routine. Ciò potrebbe significare dedicare del tempo ogni giorno per l'esercizio fisico, la meditazione o la lettura di materiale ispiratore. Creare spazi per il benessere nella routine quotidiana aiuta a mantenere la coerenza e la continuità nel percorso di crescita personale.

Consapevolezza nel Vivere Ogni Momento

Essere consapevoli del momento presente è fondamentale per integrare il benessere nella vita quotidiana. Prestare attenzione alla propria esperienza in ogni momento, senza giudizio, permette di vivere in modo più pieno e autentico. Questo può coinvolgere pratiche di mindfulness durante le attività quotidiane, come mangiare o camminare, che portano maggiore consapevolezza e gratitudine nella vita di tutti i giorni.

Adattamento alle Esigenze e ai Cambiamenti

Essere flessibili e adattabili alle mutevoli esigenze e circostanze della vita è essenziale nel mantenere il benessere integrato nella routine quotidiana. Ciò potrebbe significare adattare le pratiche di benessere in base agli impegni di lavoro, familiari o sociali, o trovare nuove modalità di cura di sé quando la situazione lo richiede. L'adattamento continuo promuove la resilienza e la sostenibilità nel percorso di benessere.

Creare Spazi di Riposo e Rigenerazione

Nella frenesia della vita moderna, è fondamentale creare spazi di riposo e rigenerazione per ristabilire l'equilibrio e la vitalità. Ciò potrebbe includere pause regolari durante la giornata lavorativa, il tempo trascorso all'aria aperta o il riposo di qualità durante la notte. Dare importanza al riposo e alla rigenerazione aiuta a mantenere l'energia e la chiarezza mentale necessarie per affrontare le sfide quotidiane con serenità e determinazione.

Riflessione e Gratitudine per il Viaggio

Infine, prendersi del tempo per riflettere sul proprio viaggio di benessere e praticare la gratitudine per le sfide superate e i progressi compiuti è un modo potente per integrare il benessere nella vita quotidiana. Riconoscere e celebrare i successi, anche i più piccoli, alimenta la motivazione e il senso di realizzazione nel percorso di crescita personale.

Saluto al Lettore:

Caro lettore, mentre concludiamo questo viaggio insieme, ti invito a portare con te l'ispirazione e le lezioni apprese lungo il cammino. Che tu possa trovare il coraggio di integrare il benessere nella tua vita quotidiana, mantenendo viva la fiamma della curiosità e della consapevolezza in ogni momento. Che tu possa essere guidato dalla fiducia nel tuo potenziale e dalla compassione per te stesso e per gli altri. Che tu possa continuare a prosperare, crescere e ispirare gli altri con il tuo brillante esempio. Grazie per aver condiviso questo viaggio con me. Che la tua vita sia colma di salute, gioia e significato. Con affetto, Gianluca Ferrero.

www.ingramcontent.com/pod-product-compliance
Lightning Source LLC
Chambersburg PA
CBHW061049250726
48653CB00001B/317